KB123077

평생 쓸 귀를 위한 통합의학 치료가이드

이명난청 완치설명서

평 생 쓸 귀를 위한 이비안 활청시스템

이명난청

완치설명서

민예은 지음

피톤치드

프롤로그

"이제 살겠다!"

열아홉 살의 나는 진통제를 먹어도 낫지 않는 두통과 이유를 알 수 없는 하지무력으로, 하루하루가 절망이었다. 그러던 어느 날, 억지로 끌려간 한의원에서 침을 맞는 순간, "아! 이제 살겠다."라는 생경하지만 강렬한 느낌이 들었다. 그 후 한의학 치료로 소중한 일상을 되찾은 나는 또 다른 누군가의 소중한 일상도 찾아주고 싶었다. 그런 인생이 되고 싶다는 열망에 다니던 대학을 미련 없이 자퇴하고 한의대에 입학했다.

한의사를 천직으로 삼겠다고 결심한 날부터 나의 관심은, 원인이 명확하고 치료법이 충분한 질병이 아니라 원인은 알 수 없지만 일상을 무너뜨리는 질병을 찾아 돕는 것이었다. 그래서 한의대생 시절부터 특정 분야의 전문가가 되기로 작정하고 공부했다. 그러기 위해서는 오히려 각 분야를 더욱 깊게 공부해야만 했다. 공부를 깊이 하면

할수록 안면(顔面) 질환이 우리 삶 전반에 매우 큰 영향을 끼친다는 것을 절감했고, 그렇게 안면 난치성 질환을 전문적으로 치료하는 한의사가 되겠다고 결심하며 첫걸음을 내디뎠다.

2019년, 안면 질환을 전문으로 치료하는 한의원이면서 특히 이명난청 치료에 좀 더 무게를 두기로 본원의 정체성을 정했다. 안면 질환을 치료하기 위해선 얼굴에 분포된 신경과 혈액이 원활하게 순환하는 것이 핵심이다. 코는 얼굴의 순환뿐만 아니라 몸 전체의 순환 기능에도 중요한 기관이다. 그런데 대부분의 코 질환 환자들은 귀에도 문제가 있었다. 하지만 귀 질환에 대한 뚜렷한 치료도 없이 방치되어 왔음을 임상을 통해 알게 되었고 이를 과업으로 받아들이게 되었다. 그렇게 이명난청 치료를 위한 진료 지침을 다듬고 다시 개원하는 마음으로 출발했다.

이명난청을 치료했던 초창기에는 모든 직원이 일을 그만두고 싶었을 만큼 힘들었다. 새로운 길은 낯설었고, 없는 길이기에 그만큼 어려웠다. 가장 큰 문제이자 첫 번째 난관은 이명난청이 치료하기 매우 복잡한 질환이라는 점이다. 치료 성공률이 낮은 질환은 외면당할 확률이 높다. 환자가 겪는 질환의 증상과 상황에 대해 문진을 통해 많은 정보를 얻는데, 이명난청 환자는 대화가 어려울 때도 많고, 장기치료도 적지 않았다. 당연히 세심한 관리가 필요했다. 두 번째 장애물은 많은 환자가 한의원에서 이명난청을 치료할 수 있다는 것을 모르고 있다는 사실이었다. 심지어 '치료는 안 되는데 돈만 많이 든다.'라는 인식도 있었다. 쉽게 풀리지 않는 난이도 높은 문제들이 가로막고 있었지만, 풀어내고 싶었다.

묵묵히 할 수 있는 노력의 최대치를 꾸준히 하는 것 외에는 다른 방도가 없었다. 환자 한 명, 한 명의 치료과정을 검토하며 문제점과 개선점을 찾길 반복했다. 국내 의학과 한의학은 물론, 독일, 미국, 일본, 태국 등 전 세계의 치료가이드를 참고해가며 여러 치료법의 효과와 한계점을 파악하고자 했다. 함께 연구하며 진료를 담당해줄 한방이비인후과 전문의, 한방신경정신과 전문의, 한방순환신경내과 전문의를 충원했고, 대표원장인 나의 진료 시간도 과감히 줄여 연구에 몰입했다. 보다 많은 환자들에게 효과적으로 적용할 수 있는 새로운 치료법을 찾기 위해서였다. 밀도 높은 시간이 쌓이자 마침내 결과가 나타났다. 불치라던 이명난청 치료 성공률이 눈에 띄게 높아졌고, 치료를 위해 본원을 찾는 환자들의 수도, 진료를 의뢰하는 한의사의 수도 늘어났다.

이명난청 질환은 쉽게 치료되지는 않지만, 결코 불치가 아니다. 올바르게 치료하면 충분히 개선되고 치료된다. 이명난청을 진료하면서 가장 안타까운 점은 치료를 쉽게 포기하는 환자가 많다는 것이다. 의사들이 먼저 포기를 권하기도 한다. 특히 전공의 중에서도 이명난청의 호전과 완치를 경험하지 못하는 경우가 많다. '이명난청 치료는 불치'라는 한계를 만들어 놓으니 환자들이 더욱 쉽게 포기하는 것이다. 평생 안고 살아갈 수밖에 없다는 생각에 고통과 불편함을 감수하는 환자들이 많다. 한번 나빠진 귀 건강은 브레이크를 밟지 않으면 절대로 적당한 선에서 저절로 멈추지 않는다. 그래서 치료할 수 있을 때 제대로 치료해야 한다.

환자를 만나면 하고 싶은 말도 알려줄 내용도 많은데, 진료실에서는 늘 시간이 부족하다. 이명난청으로 고생하는 이들을 향한 간절한 마음을 이 책에 담았다. 이명난청에 대한 올바른 정보를 나누며, 치료에 도움이 되길 바란다. 끝이 보이지 않는 터널과 같은 고통의 시간 속에서도 치료할 수 있다는 소망을 놓지 않길 바란다. 이 책을 통해 이명난청으로 고통받는 환자들이 이제야 비로소 안정을 찾는 데 조금이나마 도움이 된다면 '오늘의 행복'일 것이다.

이 책이 나오기까지 가르침을 아끼지 않으셨던 은사님들께 머리 숙여 감사드린다. 또한 지금도 진료와 연구에 최선을 다하는 이비안 원장님들, 환자에게 마음을 다하는 이비안 가족들에게도 고마움을 전한다.

민예은

목차

PART 2

난청, 소리로부터 멀어지는 고립

PART 3

어지럼증, 공포가 만든 감옥

PART 4

귀가 망가진 숨겨진 이유

PART 5

평생 쓸 귀, 건강하게 지키는 지름길

PART 1

이명, 소리가 만들어내는 고통

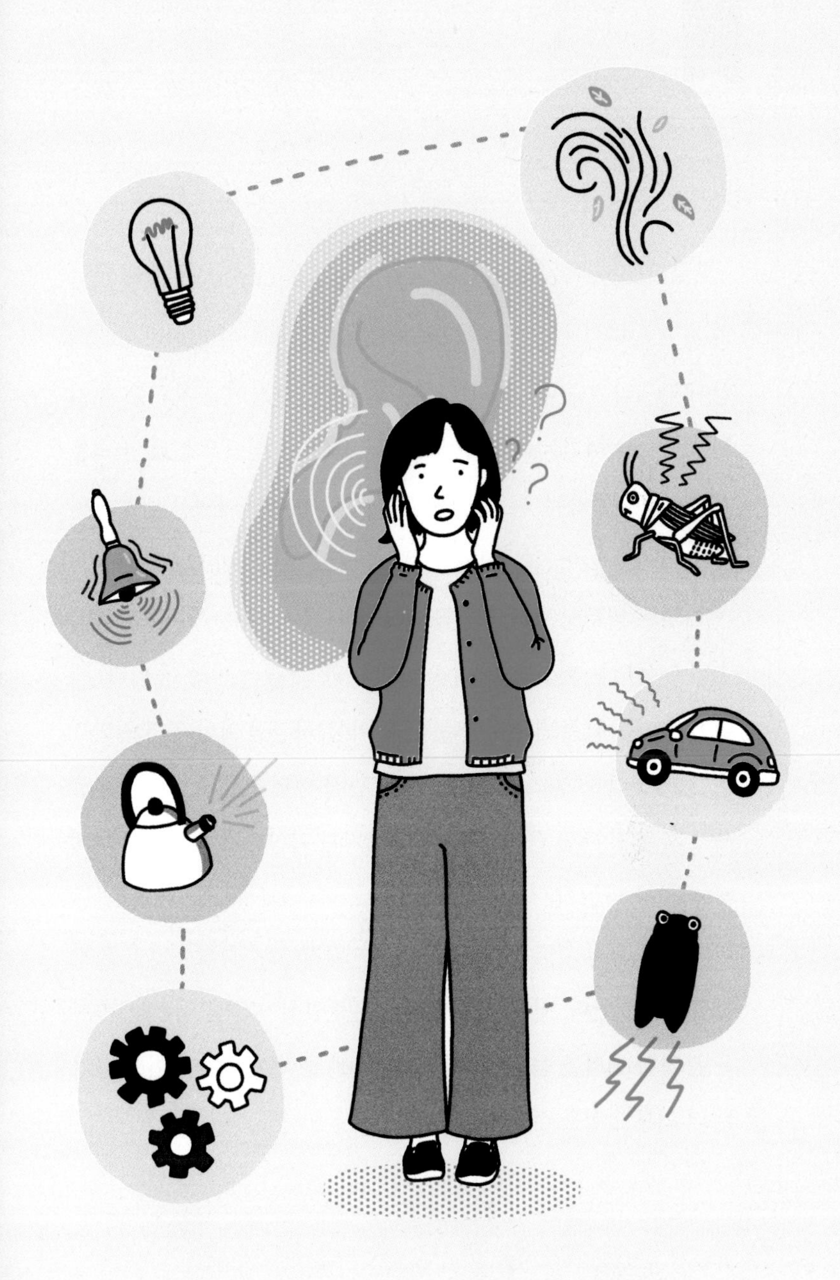

이명 환자의 수가 점점 늘어나고 있다. 이명 환자가 늘고 있다는 사실보다 더 안타까운 것은 바로 이명을 치료의 대상이 아니라 누구나 겪을 수 있는 일시적인 증상이나 치료할 수 없는 증상으로 여기는 사람들이 많다는 점이다. "이명은 치료 안 되는 거 아닌가요?"라는 질문을 많이 받는다. 하지만 이명을 방치하면 더 큰 문제로 이어진다. 이명은 적극적으로 치료해야 할 질환이다.

이명은 외부의 소리 자극 없이도 귀에서 '삐' 또는 '윙' 등과 같은 소리가 들리는 현상으로 '객관적 이명'과 '주관적 이명'이 있다. 객관적 이명은 귀 주변 혈류 또는 근육 이상, 턱관절 이상 등의 원인으로 '체성소리(Somatosounds)'이다. 주관적 이명은 달팽이관의 유모세포 혹은 귀 주변 근육, 관절 등 청각기관 이상으로 청신경로 내에서 소리가 나는 '감각신경성 이명(Sensorineural tinnitus)'이다. 간단히 말해 객관적 이명은 타인도 들을 수 있지만, 주관적 이명은 환자 자신만 인지한다. 이명 환자 대부분은 주관적 이명을 겪는다. 자신은 분명히 소리를 듣는데 다른 사람에겐 들리지 않기에 이명 환자는 더 외롭고 힘들 수밖에 없다.

사실 이명에 대한 고통은 개인의 주관적인 느낌에 따라 다르고 삶에 끼치는 영향도 다르다. 어떤 이에게는 약간 성가신 정도지만 또 다른 이에게는 큰 불편과 고통을 주어 삶의 질을 떨어뜨린다. 여기서 중요한 것은 환자가 이명을 어떻게 느끼든지 간에 이명은 반드시 '치료해야 한다.'라는 점이다. 대부분의 환자들은 이명을 방치하다가, 일상이 무너진 다음에야 병원을 찾는다. 이명은 불편함을 적게 느낄 때 치료하는 것이 맞다. 이명은 청각세포가 손상되고 있다는 뜻이기 때문이다. 즉 이명은 난청의 진행을 늦추거나 예방할 수 있도록 휴식과 치료가 필요하다는 경고이다. 따라서 이명은 치료가 잘 되고 재발률도 낮은 초기에 치료해야 한다. 잠들기 전 5분 이상 이명이 지속된다면 치료를 시작하자.

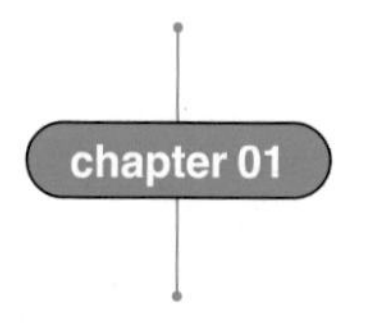

이명은 느끼기 전부터 시작된 병이다

이명(耳鳴)은 '귀가 우는 소리', 즉 귀에서 나는 소리다. 이때 들리는 소리는 아무 의미가 없다. 만약 외부의 어떤 자극도 없는 상황에서 소리가 들리는데 의미를 알 수 있다면 그것은 이명이 아니라 환청이다. 가끔 핸드폰 진동음이나 알람, 누군가 부르는 소리 등이 들린다며 이명이냐고 묻는 분들이 있다. 실제 발음된 소리가 아니니 이명이 아닐까 의심할 수 있다. 하지만 무슨 소리인지 알아차릴 수 있는, 즉 의미가 있는 소리는 환청이다.

이명을 방치하면 장기간의 수면 장애와 스트레스 장애뿐만 아니라 불안, 우울증, 강박증 등이 생겨 일상생활이 어려워진다. 또 집중력을 떨어뜨려 업무 능력이 저하되고 인지 능력도 낮아지게 된다. 본원에 내원한 환자 중 이러한 괴로움을 하소연하며 빨리 낫게 해달라고 매달리고 조르는 경우가 적지 않다. 심지어 이대로는 살 수 없으니 이번에도 낫지 않으면 자신이 어떤 행동을 할지 모르겠다며 선언 아닌 선언을 하는 환자도 있다.

고정수(43세, 남) 님은 일주일 중에 5일을 찾아와 고통을 호소했다. 40대 가장인 그는 이명 때문에 회사까지 그만둬야 했다. 가족의 생계를 책임져야 할 그로서는 암담할 수밖에 없었다. 미세청력검사, 이명도검사를 해보니 고정수 님은 3951Hz(헤르츠) 전후 주파수 영역대의 유모세포가 손상되어 있었다.

이명이 발병된 청각신경계를 검진하면 유모세포 중 일부가 손상을 입은 경우가 대부분이다. 유모세포가 손상되어 제 기능을 하지 못하면 청신경으로 전달되는 정보도 줄어든다. 이런 상황에서 비정상적인 신경흥분반응이 일어나 이명이 발병하는 것이다. 유모세포는 위치에 따라 주파수가 다르다. 어떤 유모세포는 낮은 소리를, 또 다른 유모세포는 높은 소리를 담당한다. 즉 우리 뇌는 유모세포가 손상되어 특정 주파수대의 소리를 제대로 듣지 못하면 그 소리를 잘 듣기 위해 달팽이관에서 뇌까지 연결되는 신경통로를 더욱 과민하게 만든다. 이 과정에서 이명이 생겨 실제 나지 않는 소리를 듣게 되고, 작은 소리도 거슬리게 들리는 청각 과민증이 발병하기도 한다. 따라서 이명과 난청 치료의 첫 단추는 손상된 주파수대를 정확히 아는 것이다.

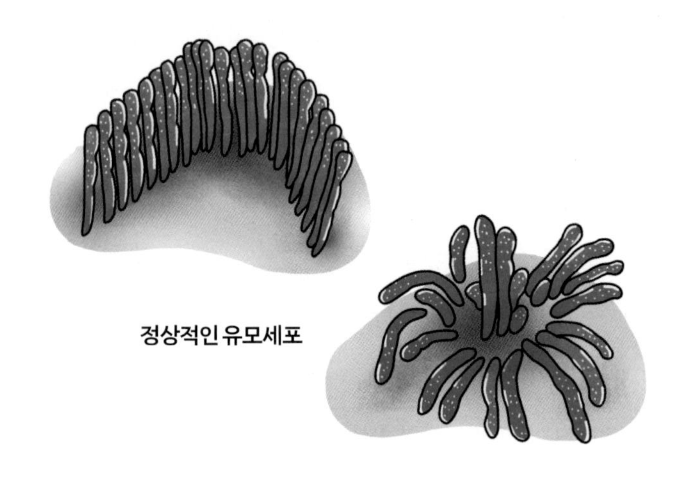

이를 위해서 고해상도 미세청력검사를 한다. 많은 병원에서 시행하고 있는 6~8밴드 저해상도 청력검사는 미세한 손상 구간을 감지하지 못한다. 저해상도 청력검사를 통해 청력이 정상이라는 결과가 나왔어도 유모세포의 손상이 있을 수 있다. 그 결과 이명을 방치하게 된다. 실제 6~8밴드 저해상도 청력검사로는 알 수 없었던 손상 구간이 67밴드 이상의 고해상도 미세청력검사에서 드러나는 경우가 많다. 따라서 고해상도 미세청력검사를 통해 미세한 손상 구간을 찾아 특정 주파수 구간에서 발생하는 이명의 스위치를 꺼주는 것이 이명 치료를 위한 출발점이다.

고정수 님은 이명 발병이 1년밖에 되지 않았는데, 자기는 왜 이렇게 심하냐고 물었다. 맥을 짚어보니, 오래된 불면과 스트레스의 맥이 잡혔다. 정상맥은 일정한 리듬과 크기를 갖지만, 병이 오래되면 맥은 모양과 크기가 불규칙하고 매우 작다. 정수 님은 직장을 옮긴 뒤로 스트레스를 많이 받고 있으며, 수면 주기까지 불규칙해지면서 수면 리듬이 깨진 지 5년이 되었다고 했다. 결국 고정수 님의 이명은 5년 전부터 시작된 것이었다. 스트레스와 불면으로 이명이 나타나고, 이명 소리로 인해 다시 스트레스를 받고 잠을 못 자는 악순환이 발생하면서 단 1년 만에 정수 님의 일상이 흔들린 것이다.

잠을 잘 자도록 하는 치료가 우선이었다. 맥진 및 복진검사와 적외선체열검사를 토대로 맞춤 한약을 처방하고 소리재활치료를 시작했다. 소리재활치료란 환자가 느끼는 이명 소리와 가장 유사한 주파수의 소리를 찾아 치료 소리를 제작하여 환자가 매일 한 시간씩 듣는 것이다. 소리재활치료는 파동에너지로 특정 유모세포를 자극하여 재활운동을 하게 한다. 여기에 더하여 온열 자극이 깊숙이 들어갈 수 있도록 자성을 가진 특수침을 놓는 심부자기장온열치료, 틀어진 경추와 척추를 바르게 정렬시켜주는 골타요법과 추나요법이 포함된 활청외치요법을 일주일에 두 번씩 진행했다. 정수 님은 3개월이 되자 불안장애, 항우울제, 수면제 복용을 하지 않게 되었으며, 5개월에 접어들자 이명이 거의 사라졌다.

이명의 발생과 진행단계

진료실을 찾아온 환자에게 "이명이 얼마나 되셨나요?" 물어보면, '한 달, 1년, 10년, 40년' 등 다양하게 대답한다. 대부분의 환자들은 이명의 시작을 본인이 느끼는 시점부터라고 생각한다. 하지만 이명은 환자가 느끼기 전, 유모세포가 손상되면서 시작된다. 유모세포의 손상은 어느 특정 환경이나 유발요인으로 촉발되기에, 급성 이명일지라도 병은 이전에 시작된 것이다.

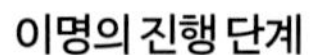
이명의 진행 단계

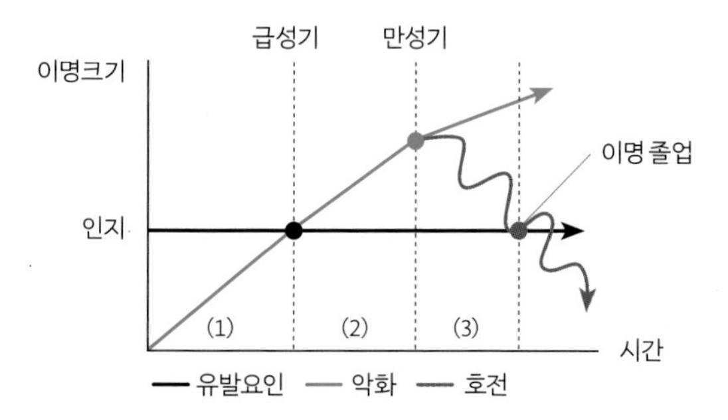

(1) 구간은 환자가 이명을 인식하지 못하지만, 손상이 일어나고 있는 과정을 뜻한다. 이명 발병을 인지하면서 이명 소리를 스스로 학습하게 되어 이명을 더욱 크게 느낀다. 이때 귀와 몸 전반의 환경을 개선하지 않으면 이명은 더 자주 발생하고 환자의 고통은 더욱 커진다.

(2) 구간은 환자가 이명을 인지한 후, 고통이 커지는 부분을 설명한다. 유발요인을 제거하는 치료가 시작되고 이명의 빈도와 강도를 낮추며 회복세를 갖게 되면서 이명 크기는 점차 내려간다.

(3) 구간은 이명의 악화와 호전을 반복하면서 이명 소리가 작아졌다가도 다시 커지고, 커졌다가 다시 작아지는 현상을 보여준다. 평균 3주에서 3개월 간격으로 반복하며 전반적으로 강도와 빈도가 줄어든다.

(3) 구간 이후 환자가 이명을 인지하지 못하고 일상생활에 영향을 주지 않는 단계까지 가게 되는데, 이를 이명의 완치, 본원에서는 '졸업'이라고 부른다.

암보다 이명이 더 힘들어요

전남 강진에 사시는 곽강호(61세, 남) 님은 진료일이면 새벽 4시에 일어나, 치료를 받기 위해 서울로 오신다. 왕복 8시간 운전에도 강호 님은 한 번도 진료 날짜를 건너뛰거나 예약 일자를 변경하지 않았다.

"원장님, 저 이러다가 정신분열증에 걸릴 것 같아요. 제발 살려주세요."

첫 만남에서 강호 님은 간절한 눈빛으로 애원했다. 그는 방광암 수술 후 이명이 발병했다. 이명이 항암 치료보다 더 심하고 견디기 어렵다는 그의 말에서 그동안 겪었을 고통을 알 수 있었다. 그는 종일 큰 굉음이 들리는 비정상적인 이명에 시달렸다. 게다가 방광암 수술로 체력도 많이 떨어져 있었다. 우리나라 암 발병률이 30%가 넘는

데, 항암 치료 후 이명을 호소하시는 분들이 많다. 항암은 치료 자체도 중요하지만 암이 재발하지 않도록 건강관리가 중요하다. 다시 말해 이명도 괴로운데 매일 강편치를 맞고 있는 셈이었다.

한의학에선 신장과 방광을 귀 건강과 밀접한 관계가 있는 기관으로 본다. 방광암 과거력을 고려한 한약과 소리재활치료 3개월을 처방했다. 곽강호 님은 성실히 치료에 임했고, 치료 3개월 만에 바스척도 수치가 10에서 1~2로 떨어질 만큼 통증 지수도 낮아졌다. 이명 차폐검사에서도 이전보다 훨씬 작은 백색소음에도 가려질 만큼 좋아졌다.

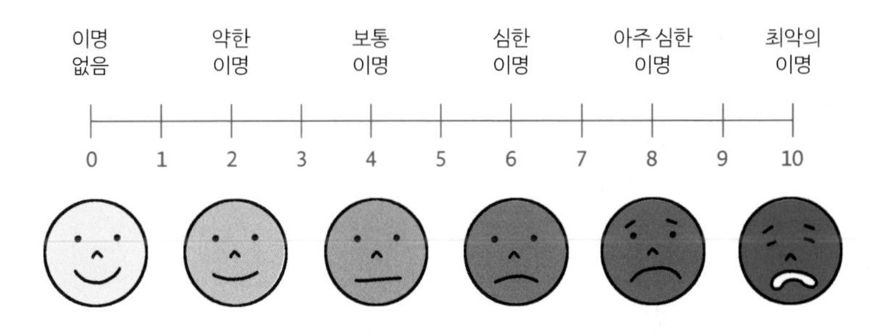

<바스척도(주관적 이명자각지수)>

또한 온종일 들리던 이명도 점점 줄어 치료 2개월 차에는 일주일에 2~3일은 소리가 들리지 않았다. 맥도 많이 올라 몸의 상태도 전반적으로 살아나고 있었다. "이제 살 거 같습니다. 원장님! 대만족입니다." 엄지를 치켜세우며 환하게 웃던 강호 님은 치료 4개월이 지나자 이명에서 해방되어 일상생활에 전혀 어려움이 없게 되었다. 강호 님은 지금도 재발을 방지하고, 건강한 몸을 유지하기 위해서 한 달에 한 번 내원하고 있다. 긴 시간을 투자해야 하는 데도 병원 오는 날이 기다려진다고 하신다.

정수 님과 강호 님의 이명이 치료될 수 있었던 것은 '이명 증상'에만 집중하지 않고 약해지고 고장 난 몸의 기능을 되살리는 한의학적 관점의 치료 덕분이다. 이명은 좁게 이해하면 우리 뇌가 난청이 진행되고 있다는 것을 알려주는 알람이다. 더 넓게는 우리 몸 어딘가가 기능이 떨어지거나 병들고 있으니 적절한 조치를 하라고 우리 몸이 보내는 SOS이다. 이명을 귀의 질병으로만 여긴다면 치료 방법이 제한되고, 치료가 어려워 환자가 헤매게 된다. 약해진 몸의 기능과 체력을 함께 회복시키고 끌어올려야 이명의 치료 결과가 좋아진다. 처음에는 밤에 잠깐, 낮에 잠깐 들리다 말던 이명이 점점 들리는 시간이 길어지고 결국 일상이 되는 것은 이명이 심해지고 있다는 뜻이다. 또한 이명 치료의 난이도가 높아지고 있는 것이다. 청각을 인지하는 청각신경로에 이명이 고착되기 전에 한의학적 치료관점에서 접근하여 치료를 시작해야 한다.

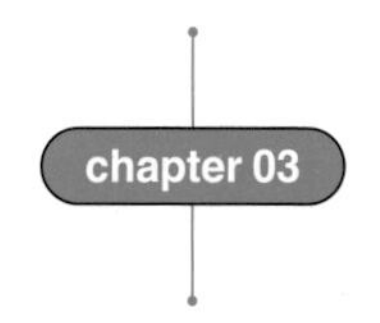

일하는 곳이 너무 시끄러워요

박연우(23세, 남) 님은 해군병으로 제대한 지 얼마 되지 않아 본원에 내원했다. 내원 당시 난청이 꽤 진행되어 있었고 이명도 심했다. 그에게선 청년의 활기를 찾아볼 수 없었다. 같이 방문한 어머니의 얼굴에도 수심이 가득했다. 연우 님은 군함 기관실 엔진 소리에 장시간 노출되면서 이명이 생긴 것 같았다. 첫 내원 당시 그는 몇 가지 소리가 혼합되어서 들리는 이명, 귀에 물이 차 있는 것 같은 이충만감, 말할 때 자기 말소리가 울려서 들리는 자성강청 등이 있었다.

"입대하고 4개월이 지나면서 소리가 가끔 들리기 시작했어요. 함께 있는 사람들에게 물어봐도 들리지 않는다고 하는데, 전 자주 들려서 겁이 나더라고요. 얼마간은 심했다가 또 얼마간은 별로 거슬리지 않기를 했는데, 제대하기 6~7개월 전부터는 매일 들렸어요. 귀도 먹먹하고 내 목소리도 울려서 들리는 증상도 더 심해졌어요."

연우 님은 조금이라도 시끄러운 곳이면 상대방의 말소리를 듣기 어려웠고, 음악을 들을 때에도 볼륨을 높여야 했다. 가족과 함께 TV를 보면 소리가 너무 크니 볼륨을 낮추라는 말을 들었다. 미세청력검사 결과 연우 님의 청력은 중도난청이었다. 예상했던 결과다. 스스로 난청을 자각하여 불편함을 느끼고 있던 환자였기 때문이다. 다행히 20대 초반이라 맥진으로 본 건강 상태는 대체로 좋았다. 다만 대장맥이 불규칙하고 미세하게 뛰는 것으로 보아 소화불량이 있는 것 같았다. 연우 님에게 확인하니 최근 소화가 되지 않고, 가스가 많이 찬다고 했다. 우선 기본적인 식이요법 가이드와 함께 장 활동을 원활하게 하는 한약과 유산균을 처방했다. 그리고 흉추를 교정하고, 횡격막과 골반의 위치를 바르게 하는 추나요법과 복부 정중앙을 흐르는 임맥 경락의 혈자리에 약침을 놓아 배에서 만져지던 단단한 부분을 풀었다. 기본 체력이 좋은 덕에 치료 속도가 빨라 1개월 차에 약효가 나타났고, 3개월이 지나자 예전의 청력으로 회복되었다. 자성강청과 이충만감은 완전히 사라졌다. 이명도 과로하거나 피로할 때만 조금 들리는 정도가 되었다.

직업적 소음형 이명

이명 환자 수가 빠르게 증가하고 있다. 수적 증가뿐 아니라 이명의 정도도 강해지고 양상도 다양해지고 있다. 직업적인 환경에 의해서 장기간 노출되는 소음은 유모세포에 한도 초과의 자극을 주어 손상을 입힌다. 건설현장 근로자나 비행기 조종사, 지하철 공사, 콜센터 직원, 사격선수, 악기 연주자, 음악 프로듀서, 가수들에게 소음형 이명이 많이 발병한다. 소음형 이명 환자들은 이명으로 내원했지만 대부분 난청이 꽤 진행되어 있다. 그만큼 소음은 청각기관에 가장 심한 손상을 입힌다. 그런데 고함처럼 사람이 내는 소음보다 기계나 악기에 의한 소음이 손상을 더 가한다. 특히 날카로운 기계음이나 아스팔트를 뚫는 소리, 굴착기 소리 등에 장기간 혹은 반복 노출되면 청각기관은 더욱 크게 손상을 입는다. 우리 뇌는 손상을 입은 청각세포를 더 과민하게 인지하고, 이를 복구하려는 보상적 반응을 하게 되는데 그 과정에서 이명이 발생한다.

첫 내원 당시 민승주(32세, 여) 님은 증상을 얘기하다 한참을 울었다. 10여 년이나 이명을 앓고 있던 그는 내원 3개월 전부터 급격하게 상태가 심각해졌다고 했다. 그는 내레이터 모델로 1년 정도 일했었다. 음악에 맞춰 춤을 추며, 큰 목소리로 제품을 홍보했다. 어떤 경우에는 이웃 매장에서 일하는 내레이터 모델과 경쟁하며 소리를 더욱 크게 내야 했고, 때로는 공사 현장의 굉음 속에서 일하기도 했다. 과거 직업이 이명의 원인이 된 것 같았다. 소음이 이어지는 근무 환경이 승주 님의 청각기관에 지속적인 자극을 주었고 임계점에 도달하자 증상으로 드러난 것이다. 더하여 30대 초반이라는 젊은 나이에 이명이 갑자기 심해졌다는 사실은 몸에 이상이 있다는 적색신호다. 그녀는 20대부터 생리통과 수족냉증을 달고 살았다고 한다. 실제 적외선체열검사 결과에서도 가슴과 머리 부분은 빨갛게 열이 차 있고, 복부와 양쪽 다리는 파랗게 나타났다. 한열 순환이 되지 않는 것이다.

본원에서는 진맥과 함께 맥진도검사를 한다. 맥진도 검사표는 맥을 통해 확인한 장기별 기능의 활성화 정도를 시각적 자료로 전환한 것이다. 예전에는 한의사가 손의 감각으로 진맥하고 환자에게 설명했다. 이제는 시각화된 맥진도 검사표를 함께 보며 정상맥과 비정상맥을 비교하기도 하고, 치료 전후 맥의 변화를 환자가 직접 눈으로 확인하고 있다.

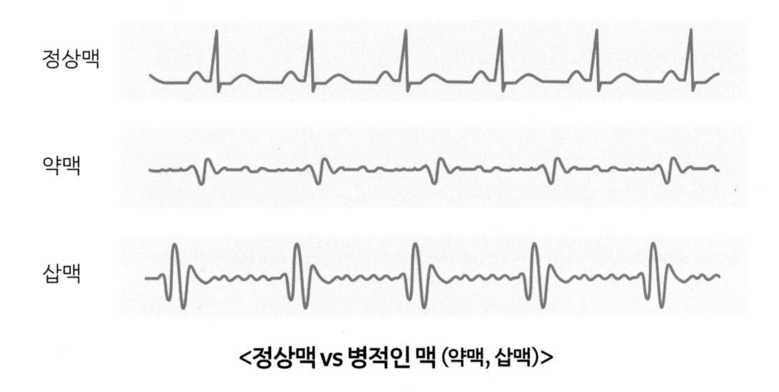

<정상맥 vs 병적인 맥 (약맥, 삽맥)>

한의학에서 말하는 '상열하한(上熱下寒)' 증상은 자율신경계의 불균형이 심화된 상태를 뜻한다. 승주 님의 발병은 지속적인 소음과 누적된 과로, 스트레스가 원인이었다. 내레이터 모델을 그만두고 카페에서 일한지 시간이 꽤 흘렀지만, 청각세포가 약한 승주 님에겐 카페도 좋은 환경이 아니었다. 규모가 큰 카페에서 고객들의 웅성대는 소리에 종일 노출되며, 다소 큰 음악을 들어야 했기 때문이다.

미체청력검사 결과, 승주 님의 청력은 정상 청력인 30dB(데시벨)보다 훨씬 낮은 45dB 정도였다. 손상이 지속되면 보청기를 껴야 할 수준이 될 수도 있었기에 빨리 치료해야 했다. 손상 구간도 2000Hz~8000Hz 정도로 넓어 장기간의 소리재활치료가 필요했다. 치료 도중 이명이 커져 치료를 포기할 뻔한 고비도 있었지만, 결국 잘 마쳐 2년이 지난 지금까지 재발 없이 지내고 있다. 난청 수치도 치료 전보다 훨씬 좋아져 정상 수준 가까이 올라왔다.

우리 삶 곳곳에 다양한 소음이 도사리고 있다. 물론 소리가 클수록 이명이 생길 확률이 높다. 하지만 반드시 큰 소리에만 손상을 입는 것은 아니다. 데시벨이 낮은 소음도 지속되면 소음형 이명이 생길 수 있다. 사람마다 몸 상태, 청각기관의 예민함 정도 등 조건이 다 다르기 때문이다. 따라서 생활 속에서 유모세포를 손상하는 원인을 파악하여 멀리하고, 자극을 덜 받아야 한다. 귀가 쉴 수 있는 시간을 갖는 것도 필요하다. 소음 노출 현장 근무자들의 이명난청 발병은 근로자 개인의 주의와 노력만으로 예방하기 어렵다. 그렇기에 관리자는 근로자에게 이명난청과 같은 청력 장애와 관련한 교육 프로그램을 시행하고 소음을 줄이는 환경을 만들어야 한다.

이명, 나이 들면 참고 살아라?

이명 치료를 위해 병원을 찾았다가 난청을 발견하는 사람들이 많다. 특히 중년 이후에 발생하는 이명은 노인성 난청이 시작되었다는 메시지다. 노화로 항산화 작용이 부족하게 되면, 내이에 발생하는 활성산소가 유모세포를 파괴한다. 그리하여 정상적인 유모세포의 수가 줄어들게 되면서 노인성 이명과 난청이 발병하는 것이다.

김영석(76세, 남) 님은 이명 치료로 유명한 대학병원을 오랫동안 다녔지만, 차도가 없었다. "매미들이 떼로 내 귀속에 사는 거 같다니까. 시도 때도 없이 울어대니 어떨 땐 귀를 떼버리고 싶어요, 그뿐이야? 자식들과 대화할 때도 잘 안 들려서 자꾸 물어봐야 하니까 민망하잖아? 그래서 세 번 말할 거 한 번만 하고 살아요. 잠도 설치고 좋아하던

등산모임 친구들도 못 만나고, 온종일 몸살 난 듯이 피곤하고 힘들어. 위암 완치됐다는 소리 들었을 때 이제부터 새로운 인생 더 잘 살겠다고 다짐했는데…. 이건 살아도 산 게 아니라고."

영석 님은 이명 때문에 소리가 잘 안 들리는 것으로 생각했다. 환자 대부분은 청력저하보다는 이명을 더 잘 느끼기 때문에 이명으로 인해 청력저하가 온다고 오해한다. 하지만 그 반대다. 청력저하로 인해 이명이 나타난 것이다. 이명이 커지거나 더 자주 들린다고 하여 직접적으로 청력이 저하되는 것은 아니다. 다만 이명과 난청은 발병기전상 분리하기가 어려운데, 특히 노화에 따른 이명이라면 더욱 그렇다. 따라서 중년 이후에 나타나는 노인성 이명난청은 특히 초기 대응이 중요하다.

김영석 님은 10년 전 위암 수술을 받았고 노화까지 겹쳐 이명난청이 더 빠르게 진행된 경우다. 맥진으로도 위가 가장 안 좋았다. 잘 드시고 잘 소화하는 게 병을 이기는 근본이기에 이를 중점으로 한약을 처방하고 활청외치요법과 소리재활치료를 6개월 동안 하기로 했다. 사실 치료를 시작하면서 걱정이 앞섰다. 나이, 과거 병력, 이명 기간까지 생각하면 치료 성공률이 낮았다. 하지만 위암도 이겨냈고 이제 남은 생을 즐겁게 살고 싶다는 어르신의 간절함 때문이었는지 치료 4개월 차부터 눈에 띄는 변화가 나타났다. 그리고 6개월 프로그램이 끝나기도 전에 만족할 만한 결과를 얻을 수 있었다. 이명 횟수가 일주일에 한두 번으로 줄었고, 이명 소리도 훨씬 부드럽고 강도도 약하게 잠깐씩 들리는 수준까지 개선되었다. 더 놀라운 건 치료 전후의 순음청력검사에서 좌측이 평균 40.5dB에서 32.7dB로, 우측이 46.9dB에서 34.1dB로 측정되었다. 중도난청에서 경도난청이 되면서 일상 대화도 어려움 없이 하게 되었다.

소리재활치료는 달팽이관 내의 항산화 효소활성을 증가시켜서 유모세포의 손상을 복구하고 난청의 진행을 늦추어, 청력을 개선한다. 소리재활치료에서는 청력역치[1] 값을 구한 다음, 환자가 치료 당시 들을 수 있는 청력역치보다 한 단계 낮춘 주파수의 소리를 들려준다. 정상 청력역치를 0dB로 기준 잡아 0~25dB은 정상, 26~40dB은 경도난청, 41~55dB은 중도난청, 56~70dB은 중등고도난청, 71~90dB은 고도난청, 90dB이상은 심도난청으로 구분한다. 청력역치가 낮을수록 좋은 것이다. 예를 들어 청력역치검사에서 30dB은 들리지 않고 31dB일 때 들린다고 하면, 30dB의 소리를 듣게 한다. 그리고 일정 기간 치료를 지속한 후, 다음 청력역치검사에서 30dB이 들리면 치료가 잘 되고 있다는 뜻이다. 그러면 또 한 단계 낮춘 29dB의 소리를 들려주고, 다시 검사해서 29dB의 소리가 들리면 28dB로 낮춘다. 이 과정을 통해 환자 스스로가 점점 잘 들을 수 있다는 사실을, 즉 난청이 좋아지는 것을 확인하여 더욱 적극적으로 치료에 임하게 된다.

행복한 노년을 위한 필수조건은 귀 건강이다. 노년기 만성 이명환

1 주파수별로 순음을 들려주었을 때 검사를 받는 사람이 들을 수 있는 가장 작은 소리나 말

자는 우울감이 1.7배, 심리적 고통이 1.9배, 자살 생각은 2.5배로 높다는 연구 결과에서 알 수 있듯이, 이명은 정도가 심하면 심할수록 일상생활을 무너뜨리는 힘도 강해진다. 따라서 귀 건강에 문제가 생기면 적극적으로 치료해야 한다. 가족들의 세심한 관심과 따뜻한 배려가 이명이나 난청의 진행을 예방하고 치료 가능성도 높여준다.

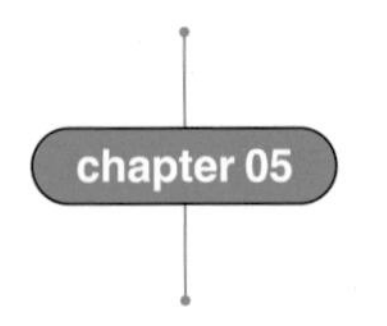

갱년기, 산후는 이명에 취약하다

서경선(54세, 여) 님은 8년 동안 이명을 앓았다. 유명한 이비인후과와 한의원 등 이곳저곳 안 다녀본 곳이 없었다. 하지만 낫지 않았고, 결국 휴식을 충분히 취하고 잘 자고, 잘 먹으면서, 소음이 심한 곳을 피하라는 말만 듣고 치료를 포기한 채 살아야만 했다. 그런데 갱년기가 오면서 이명이 더 심해져 본원을 내원했다.

"재작년부터 갱년기 증상이 이런 거구나 싶더니 작년부턴 너무 힘들더라고요. 열이 나서 겨울에도 선풍기 앞에 얼굴을 들이밀기 일쑤고, 피부 트러블도 생기고, 가슴이 답답하고, 잠까지 못 자고…. 그동안은 그런대로 견딜 수 있었는데 이제는 이명까지 심해져서 진짜 살 수가 없어요."

갱년기와 이명

경선 님처럼 갱년기로 인해 이명이 생기거나 기존에 있던 이명이 심해지는 환자들이 많다. 갱년기의 대표적 증상은 안면홍조와 열감, 땀, 불안, 불면, 신경과민, 성격 변화 등이다. 갱년기에 접어들면 여성호르몬인 에스트로겐이 급격히 감소하면서 내분비기능, 특히 난소기능이 저하되어 생리가 불규칙해지고 난자를 생성하지 못한다. 그러다 폐경이 되면 생식기의 위축과 함께 전신적 노화 현상이 본격화되는 것이다. 물론 폐경의 시기나 증상 등은 개인차가 크다. 하지만 대체로 발작성 흥분, 안면홍조, 두통, 심계항진, 현기증, 이명, 불면 등의 혈관운동장애나 위장장애, 정신장애 등을 겪는다. 심할 경우 신체의 모든 기능이 떨어져 일상생활이 힘들 정도가 된다.

소리를 들으려면 청각기관과 뇌기관의 상호작용이 필요한데, 두 기관 중 하나라도 문제가 생기거나 상호조율에 이상이 발생하면 이명이 나타난다. 뇌는 청각기관뿐 아니라 다른 장기들과도 연결되어 있는데 생식기관과도 마찬가지다. 더 정확히는 생식기관의 성호르몬과 서로 영향을 주고받는다. 노화가 진행되면서 체내의 성호르몬, 즉 남성호르몬인 테스토스테론과 여성호르몬인 에스트로겐의 양이 서서히 감소한다. 특히 여성의 경우 폐경기가 가까워질수록 에스트로겐이 급격히 감소한다. 난소에서 분비되는 스테로이드 호르몬인 에스트라디올은 새로운 단백질 합성을 촉진하여 포도당을 뇌에서 사용할 에너지로 만드는 역할을 한다. 따라서 에스트라디올이 포함된 에스트로겐이 줄어들면 뇌의 에너지 생성이 감소하고, 뇌의 노화가 빠르게 진행된다. 에스트로겐의 감소로 인한 뇌의 에너지 부족은 뇌에서 소리를 조절하는 능력에도 영향을 준다는 것이 현재까지 가장 유력한 가설이다. 따라서 에스트로겐이 급격히 감소하는 갱년기에 이명이 새롭게 생기거나 원래 있던 이명이 악화하기도 하는 것이다.

한의학에서는 갱년기 증상을 '음허화동(陰虛火動)'으로 표현한다. 사람이 건강하기 위해서는 음기와 양기가 상호 균형을 이뤄야 한다. 그런데 음기가 부족하여 양의 기운이 비정상적으로 많아진 상태가 음허화동이다. 갱년기는 우리 몸의 음기와 양기의 균형이 흐트러진 시기로, 쉽게 감정 기복이 생기며 열이 오르기도 한다.

경선 님은 갱년기 증상 중 시시때때로 오르는 상열감이 심했다. 해열 효과가 있는 시호(柴胡)라는 약재를 중심으로 한약을 처방했다. 치료한 지 세 달이 지나자 갱년기 이후 나타난 증상들이 하나둘 사라져 잠도 잘 자고 열도 오르지 않으며, 전신의 통증도 사라졌다. 그런데 이명엔 차도가 거의 없었다. 경선 님은 갱년기 증후군에서 벗어난 것에 만족하며 이명 치료는 포기할까 고민도 했다. 하지만 꾸준히 치료한 결과, 4개월이 끝날 무렵에 변화가 나타났다. 이명의 크기와 횟수가 확연하게 줄어든 것이다. 온종일 들렸던 이명이 낮에는 들리지 않고 가끔 밤에만 약하게 들릴 정도로 완화되고, 수면을 방해하지 않을 정도로 개선되어 편안한 일상을 되찾았다.

우리 몸이 치료되고 변화되려면 마치 펌프에서 물을 끌어 올리기

전에 마중물을 붓는 것처럼 시간이 필요하다. 귀와 몸의 증상들은 연결되어 있고, 치료를 통해 몸이 회복되고 있다는 증후가 명확하면, 치료의 방향이 올바르다는 뜻이다. 주치의는 충분한 유효경험을 바탕으로 치료 방향을 제시하고 권고해야 하고, 환자는 이를 신뢰하여 스스로 치료를 포기하지 않는다면 이명은 회복될 수 있다.

산후 이명

급격한 호르몬의 변화로 이명을 느끼거나 더욱 심해지는 경우가 또 있다. 바로 임신기나 출산 후의 이명이다. 어지럼증과 두통을 동반하는 이명 때문에 찾아온 환자 중에는 생리 주기에 따라 증상이 달라지는 젊은 여성 환자들도 적지 않다. 임신 기간에는 갱년기와 반대로 에스트로겐이 증가하지만, 난포기와 황체기[2]에 따라 여성호르몬이 증가하기도 하고 감소하기도 한다는 점에서 같은 맥락이다. 또한 출산으로 인한 혈액 손실이 크고, 호르몬 변화로 인해 몸이 안정화되지 않은 데다 육아로 피로가 쌓이고, 산후우울증까지 겹칠 수 있어 출산 후에도 이명이 발병하기 쉽다.

김새롬(34세, 여) 님은 출산 후에 이명이 발병했다. 출산 후부터 가슴이 답답하고 심장이 조여 오는 느낌이 들면서 자신도 모르게 자주 깊은 한숨을 쉬게 되고 피로감도 심했다. 육아가 힘들어서 그런 것이

2 난포기: 월경 후부터 배란까지의 기간,
황체기: 배란 후부터 다음 월경까지의 기간

겠지 생각하며 참았는데 어느 날부터 이명이 들리기 시작했다. 이명 역시 출산 후유증으로 여기고 사라질 것으로 생각했지만 점차 횟수가 늘어나고, 소리 강도가 심해지면서 신경이 곤두서고 예민해졌다. 남편의 권유로 본원에 내원한 새롬 님은 한약 치료만으로 3개월 만에 이명이 완치되었고, 산후우울증과 체력까지 회복했으며, 둘째 출산 후에도 이명이 재발하지 않았다.

산후 이명은 호르몬의 변화, 스트레스, 혈액순환의 변화, 임신과 출산으로 인한 척추 압력 등 여러 요인의 복합적인 결과일 수 있으므로, 개별적인 상담과 진단이 필요하다. 만약 산후 이명이 심하게 느껴진다면 의료 전문가에게 상담받도록 한다.

잘 낫는 이명이 따로 있다

잘 낫는 이명이 따로 있을까? 답부터 말하자면, 있다. 환자들은 자신의 이명이 치료될지 안 될지 무척 궁금해한다. 치료가 잘되는 이명과 치료가 잘되지 않는 이명은 특징이 있다.

2019년 가천대학교 한의과대학에서 발표한 논문에서는 이명 환자를 두 가지로 분류한다. 첫째, 이명 소리로 인한 분류이다. 고세음 이명 환자는 '윙' 울리는 소리, 매미 소리 등과 같이 일정하고 높은 소리를 듣는다. 반대로 저광음 이명 환자는 '쉬익, 치익, 웅' 하는 소리, 기계 마찰음과 같은 복합적인 소리를 듣는다. 둘째, 오장육부의 상태와 증상을 분석하고 종합하여 어떤 장부에 속한 병인지에 따라 이명을 분류한다. 즉, 타고난 체력이 약해서 생긴 이명인지, 아니면 어느 신체 기관이 약해져 생긴 것인지, 혹은 스트레스를 받아 생긴 이명인지에 따라 나누는 것이다.

논문에 따르면, 고세음군보다는 좀 더 복합적인 소리인 저광음군에서 귀 먹먹한 증상이 더 많이 동반되었고 지속 시간도 길었다. 그리고 불편감도 더 컸으며 치료 호전율도 나빴다. 치료 효율이 가장 높은 환자들은 '비위허약(脾胃虛弱)'형이었다. 즉, 소화기 문제로 발생한 비위허약형 이명이 선천적으로 체력이 부족하거나 생활 속 스트레스로 발병한 이명보다 치료가 더 잘 되었다.

박영자(50세, 여) 님도 비위허약형 이명이었다. 고주파의 이명 소리로 집중력이 떨어지고, 귀 먹먹함과 불안감, 만성 소화불량까지 겪고 있었다. 소화가 안 되니 잘 먹지 않게 되어 살이 빠지고 기운도 없었다. 거기에 이명 치료도 쉽게 되지 않자 불안감은 더욱 커진 상태에서 내원했다. 3개월 동안 한약치료와 소리재활치료, 복부의 상완, 중완, 하완, 기해 혈자리에 약침치료와 주2회 온열요법을 시행했다. 그 결과, 이명은 물론이고 만성 소화불량까지 해결되었다. 사실 이명은 3개월이 채 되기도 전에 없어졌다. 또한 추후 맥진검사와 미세청력검사로도 치료 효과가 확인되었다.

영자 님의 이명이 완치된 이유는 고질적인 위장병을 고치는 데 집중했기 때문이다. 위장 문제가 오래되면 배를 눌러보았을 때, 단단한 결(結), 즉 뭉침이 만져진다. 위장병을 고치려면 적절한 약재와 식이요법을 통해 장의 대사를 활발하게 해줘야 한다. 위장 기운이 약한 이명난청 환자 중에는 밥을 먹고 나면 고속 엘리베이터를 탈 때처럼 귀가 먹먹한 느낌이 든다는 분들도 있다. 따라서 식후에 이명과 난청 증상이 일시적으로 심해지는 분들은 위장병을 우선 고쳐야 한다.

치료가 잘 되는 이명 환자의 특징은 첫째, 난청의 정도가 심하지 않고 둘째, 내이질환이 없다. 메니에르나 이석증, 어지럼증 등과 같은 내이질환이 있다면 이명 치료의 난이도가 훨씬 높아져 치료 기간이 길어진다. 셋째, 초발이 재발보다 치료율이 높다. 과거 병력이 없으면 치료가 더 잘 되기 마련이다. 넷째, 불면, 불안, 우울과 같은 신경정신과적 증상이 없다. 다섯째, 대사증후군과 같은 성인병이 없다. 그중에서도 혈당조절이 잘되어야 한다. 여섯째, 불면, 과로, 갱년기 등 이명의 악화 요인과 인과관계가 명확하면 상대적으로 치료가 잘 되는 편에 속한다. 그리고 이관장애, 근육의 경련이나 경추혈관압박으로 생긴 이명이라면 원인이 되는 문제를 집중적으로 치료해야 잘 낫는다. 다시 말해 이명과 연결된 내 몸의 증상을 찾아 치료하면 이명 치료도 훨씬 수월해진다.

이명에 있어서 뇌의 기능은 중요하다. 그중에서도 변연계가 담당하는 감정적 반응은 치료 결과에 큰 영향을 미친다. 변연계는 감정상태 조절, 지적기능과 자율신경반응 조절, 기억의 저장과 검색 등의 기능을 가진다. 이 3가지 기능이 긍정적 회로냐, 부정적 회로냐에 따라 이명이 더욱 커지는 악화반응을 강화하게 될지, 이명이 줄어드는 호전반응을 강화하게 될지 결정된다. 따라서 비판이나 배척보다는 포용과 수용의 태도로 치료에 대한 신뢰가 있고 협조적인 자세를 가진 환자의 이명이 훨씬 치료가 잘 된다. 이명난청은 불치병이 아니라는 사실을 인지하는 것이 중요하다. 이명 소리를 잊어버리기로 결심하고 치료를 통해 나을 수 있다는 긍정적인 생각과 치료를 포기하지 않겠다는 자세라야 한다.

박동성 이명 치료

박동성 이명은 심장 박동 소리가 귀에서 들리는 증상이다. '쉭쉭' 또는 '웅웅'거리는 소리로 표현되는데, '삐' 소리나 매미 소리, 풀벌레 소리 등으로 표현되는 이명소리와 달리 자세에 따라 소리가 커지거나 작아진다. 선천적으로 귀 주위나 머리로 향하는 혈관이 너무 굵거나, 위치상으로 이상이 있을 때 원인이 되는 구조적 문제를 해결해야 한다. 하지만 CT를 찍고, 검사를 해도 원인을 발견하지 못하는 경우가 약 30% 정도나 된다. 스트레스를 받은 직후, 격한 운동 직후, 임신 등으로 인하여 혈류량의 변화 후에 발병하는 경우가 많다. 이런 경우 검사를 해도 문제가 발견되지 않는다. 검사 후에 구조적 이상이 발견되지 않고, 청력이 정상인데도 박동성 이명이 들리면 귀와 목 근육의 긴장도를 살펴야 한다. 대부분 목과 어깨 근육이 단단히 뭉쳐 있는데, 고개를 뒤로 젖혔을 때 혹은 아래턱을 앞으로 쭉 내밀거나, 아래턱과 목이 이어진 부분을 압박했을 때 소리가 달라지는 걸 발견할 수 있다.

박동성 이명은 귀 주변에 있는 혈관의 순환이 중요하다. 척추를 바르게 한 상태에서 자율신경 조절이 잘되도록 신경절을 자극하고, 경추와 귀 주변 혈관을 둘러싼 압박지점들을 도침으로 끊어주는 치료가 필요하다.

이명 정밀검사를 했음에도 박동성의 특별한 원인이 발견되지 않은 환자에게 일주일에 두 번씩 활청외치요법과 침도요법을 시행했다. 치료 결과, 한 환자는 4차례 치료만으로 이명이 완전히 사라졌다. 또 다른 환자는 치료받은 당일에는 거의 이명이 들리지 않았지만, 2~3일 지나면 다시 이명이 들려 치료를 여러 번 반복했다. 초반에는 일주일에 세 번씩 치료하다가 점차 일주일에 두 번, 열흘에 한 번으로 치료를 줄여나갔다. 최종적으로 이명이 사라져 치료를 종료할 수 있었다. 마지막 사례 환자는 치료 직후 이명이 줄었지만, 스트레스를 받거나 피로가 쌓이면 다시 이명이 커져 내원하곤 했다. 그럴 때 귀 뒤쪽이나 목 근육을 눌러보면 평소보다 더 아프다고 호소하는 위치들이 있었는데, 그 부분의 경결을 풀어주면 박동성 이명이 사라졌다. 이 과정을 반복하자 이명이 거의 사라져 치료를 종료하게 되었다.

물론, 침도치료가 모든 박동성 이명에 적용되는 것은 아니다. 하지만 청력이 정상이고 혈관의 구조적 이상을 비롯한 특별한 원인이 없는 경우, 특히 머리, 목, 어깨 근육과 목뼈 사이사이의 신경길이 많이 굳어 있는 박동성 이명 환자에게는 효과적인 비수술 치료 방법이 될 수 있다.

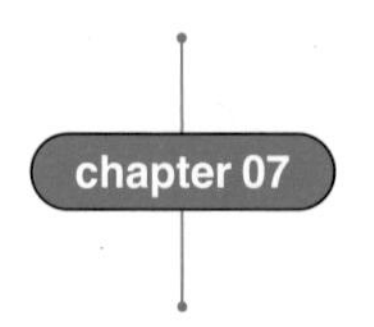

이명,
정말 나을 수 있을까?

"낫기 위해 해볼 건 다 해봤습니다. 정말 나을 수 있나요?"

유병선(59세, 남) 님은 7년 이상 이명으로 고통받으며, 양한방, 민간요법까지 할 수 있는 모든 치료를 해봤다고 했다. 본원을 방문했을 때가 59세였으니, 이명과 싸우느라 50대를 다 보낸 셈이다. 함께 온 아내는 치료를 반대했다. 여러 병원에 다니며 온갖 치료를 받아도 낫지 않았고, 그동안 사용한 치료비용도 만만치 않았다. 무엇보다 매번 완치할 것을 기대하다 실망하는 남편을 보기 힘들어 했다. 정말 이번이 마지막이라는 심정으로 본원을 찾았다고 했다. 병선 님은 오랫동안 이명을 앓았기 때문에 당연히 난청도 꽤 깊어져 있었다. 일부 음역대는 중도난청 수준까지 청력 저하가 진행된 상태였다. 하지만 이명이 워낙 심해 당장은 난청까지 신경을 쓰지 못하는 상황이었다. 오래된 이명 환자는 난청도 상당히 진행되어있는 경우가 대부분이다.

여러 검사 끝에 병선 님은 만성피로 누적이 이명의 원인이라 판단됐다. 그는 미맥(微脈)이었다. 맥이 느껴지는 것 같다가도 안 느껴지고 몹시 가늘고 연했으며, 살짝 누르면 맥이 없어졌다. 미맥은 혈기가 모두 허(虛)할 때 나타나는데 몸 상태가 어떤지 단적으로 보여준다. 피로가 오랫동안 풀리지 않은 상태는 혈허(血虛)에 해당한다. 혈을 보하는 맞춤한약을 처방하고 3개월간 활청외치요법을 진행했다. 마지막이라 생각했던 치료에서 기대치보다 훨씬 좋은 결과를 얻을 수 있었다. 7년 된 이명은 깨끗이 사라졌고, 경도난청 영역이었던 부분은 정상으로, 중도난청 영역은 경도난청 영역으로 호전되었다.

10년 이상 된 이명이 호전된 사례도 많다. 조희영(63세, 여) 님은 10년 전, 과도한 스트레스 후 이명이 발병했다. 여러 병원에 다녔지만 딱히 치료법이 없다고 하여 오랜 기간 고통 속에서 방치하고 사셨다고 한다. 그러다가 어느 날부터 이명이 너무 심해져 본원에 왔는데 치료 4개월 만에 좋아진 것이다. 오래된 이명 환자들은 치료 초반에 이명이 오히려 잠깐 커졌다 다시 줄고, 또다시 커지고 줄어드는 '이명 변동기'라는 치료과정을 거친다. 희영 님도 마찬가지였다. 하지만 치료가 지속될수록 이명 소리가 점점 줄더니 3개월 차에는 낮 동안에는 이명이 안 들리기 시작했고, 컨디션이 좋을 때는 아예 안 들리는 날도 생겼다. 나중에는 저녁 시간에만 조금 들릴 정도로 이명이 줄어 일상생활의 불편함에서 벗어났다.

20년도 더 된 이명으로 오신 남자 환자의 경우는 워낙 오래되어 그야말로 이명과 더불어 살았다고 표현할 수 있었다. 그는 내원 한 달 전부터 도저히 견딜 수 없을 정도로 이명이 심해져 일을 할 수 없었고 어떤 것에도 집중할 수 없었다. 당연히 지나치게 예민해져 감정 조절이 되지 않았다. 하지만 치료를 시작하자 놀랍게도 3개월 뒤 졸업할 수 있었다.

물론 위의 사례처럼 이명 치료가 극적으로 치료되지 않을 수 있다. 그렇지만 치료가 점차 쌓이면 분명 어느 순간 치료 효과가 나타난다. 한의학적 이명 치료는 귀와 몸을 튼튼하게 해준다. 귀를 더 건강하게 만드는 데 집중하면서, 동시에 귀가 속해 있는 우리 몸 전체를 치료하는 것이다. 나이가 많다고, 이명이 발병한 지 오래되었다고 포기해서는 안 된다. 한의학적으로 정확한 진단을 통해 이명과 몸 상태를 연결 짓는 고리를 찾아 해결하면 오래된 이명난청도 나을 수 있다.

이명의 원인은 다양하다. 한 사람의 건강 상태와 질환에 대응하는 정도는 선천적 체질과 신체조건, 그리고 그 사람이 살아온 환경과 생활 습관과 관계가 깊다. 그야말로 인구수만큼 발병의 이유가 다양하다. 따라서 이명이 완치될 수 있는지, 치료 시기는 어느 정도가 될지에 대한 답은 사람마다 다를 수밖에 없다. 어떤 치료 계획을 가지고 어떤 순서로 어디까지 치료하는지에 따라, 치료 호전율과 치료 기간이 달라진다. 물론 이명 치료는 쉽지 않다. 이명이 발생하기는 쉽지만 한번 생기면 쉽사리 사라지지 않는, 그래서 많은 사람을 괴롭히는 질환임은 사실이다.

이명은 귀에서부터 시작하여 뇌에 이르기까지 모든 청각 경로에서 발생할 수 있다. 이 경로 중 어디 한 군데라도 문제가 생기면, 정상적인 소리 이외의 다른 소리까지 듣게 된다. 따라서 이명을 치료하려면 손상된 세포와 신경 기능을 되살리고 정상화해야 한다. 이 과정은 마치 보수 공사를 하는 건물 상황과 비슷하다. 무너진 부분을 열심히 고치는데 옆에서 또 다른 부분이 계속 무너지거나 흔들린다. 그러다 보니 무너지고 있는 부분도 손 써야 하고, 이미 무너진 곳도 다시 세워야 한다. 이런 리모델링 기간을 거쳐야만 안전한 건물을 완성하듯이 이명 치료과정도 마찬가지다.

치료 도중 이명이 커지는 이유

환자들이 겪는 문제 중 하나는 치료 중에 이명이 심해질 수 있다는 것이다. '이명 변동기' 때 환자들은 당황하여 치료에 소극적으로 임한다. 치료를 시작하기에 앞서 이명 변동기를 설명하지만, 이를 참지 못해 치료를 중단하기도 한다. 이명 소리가 들리지 않는 경우는 두 가지이다. 유모세포가 건강할 때와 유모세포가 죽었을 때 즉, 귀가 먹었을 때이다. 따라서 이명이 있다는 것은 유모세포 전부가 죽지 않았다는 뜻이자, 전체 유모세포 중에 손상된 영역이 있다는 뜻이다.

치료 도중 이명이 더 크게 들리는 것도 같은 맥락이다. 이명의 최대치는 보통 50~60dB 정도로, 이명 치료는 일반적으로 70dB에서 시작된다. 유모세포가 재활 되는 과정에서 이명이 커지는 과정을 몇 차례 겪을 수 있다. 물론 이명의 횟수, 시간(빈도)과 세기(강도)가 일정하게 일직선을 이루며 점점 좋아지는 환자들도 있다. 하지만 물결 모양처럼 치료가 부침을 반복하는 경우가 더 많다. 그래서 환자 대부분이 치료 중에 한두 번씩 이명이 더 심해지기도 한다. 원인은 크게 두 가지다.

첫째, 이명은 몸 상태에 굉장히 영향을 많이 받기 때문에 일시적으로 이명이 커졌다고 느낄 수 있다. 이럴 때는 음주와 과로, 스트레스가 될 만한 상황을 피하고 충분한 휴식을 취해야 한다. 둘째, '명현현상(瞑眩現象)'이다. 한의학에서는 명현현상을 치료과정에 동반되는 자연스러운 현상으로 여긴다. 오히려 환자에게 명현현상이 일어나는 것을 병세가 호전되고 있다는 신호로 보았다. 허준은 『동의보감』에서 '만약 약을 먹었는데 명현현상이 일어나지 않으면 고질병이 낫지 않는다(若藥不冥眩 厥疾不療).'라고 말했다. 이명 변동기에 명현현상이 생기는데 최근에는 이를 '호전반응'으로 부르기도 한다. 이는 유모세포와 청각을 담당하는 뇌의 영역 간의 재조직화 현상 때문이다. 이때는 환자가 느끼는 이명이 심해졌더라도 청력검사를 해보면 청력이 호전되어 있기도 하다. 즉, 치료 도중 이명이 더 심해지는 것은 유모세포를 되살리는 과정 중에 나타나는 자연스러운 현상으로 보면 된다. 지속적인 치료를 통해 결국 손상된 구간의 유모세포가 건강해지면 이명은 다시 줄어들게 된다.

이명 치료를 위한 3가지 약속

환자에게 치료과정을 자세히 설명하고, 치료 계획을 환자의 상황에 맞춰 세워도 환자로서는 선뜻 치료를 결정하기 어렵다. 그렇지만 완치를 위한 길을 같이 걷기로 했다면 다음의 약속을 지켜야 한다.

첫째, 이명 소리를 듣지 말자. 이명 소리에 집중하면 할수록 신경 반응이 강화된다. 이명 치료를 시작하면 얼마나 낫고 있는지 확인해 보고 싶다. 하지만 이런 행동은 이명 치료에 결코 도움이 되지 않는다. 이명은 집중할수록 더욱 달라붙고 불안감과 우울감만 느끼게 한다. 이런 현상을 '고착화', '각인'이라고 하는데, 고착화되고 각인될수록 뇌 안에 일종의 이명 네트워크가 생겨 이명 치료는 더 힘들다. 이때 가족도 "요즘은 이명이 어때?"라고 묻지 않도록 주의해야 한다.

둘째, 이명을 공부하려고 하지 말자. 환자 스스로 본인의 이명을 분석하는 것은 치료에 도움이 되지 않는다. 물론 정확한 의학 정보를 토대로 본인에게 알맞은 치료 방법을 찾는 것은 중요하다. 교과서나 논문을 찾아보는 것이 자신의 상태를 이해하는 데 어느 정도 도움이 될 수 있다. 그러나 그 과정조차 뇌를 피곤하게 한다. 특히 인터넷을 통해 접하는 부정확한 정보, 이명 치료에 관한 부정적인 이야기들은 일부러라도 걸러내야 한다. 불확실한 정보를 접할수록 불안해지고,

결국 치료 효과는 더디게 나타난다.

셋째, 귀보다 몸 전체 건강 회복에 집중하자. '이명은 라이벌과 같다.'라는 비유가 있다. 자신이 라이벌보다 월등하면 별로 신경이 쓰이지 않지만, 실력이 서로 비등비등하거나, 자신이 뒤처진다면 엄청나게 신경이 쓰일 것이다. 이명이 딱 그렇다. 자신의 몸이 건강해지면 치료가 잘될 것이란 믿음도 생기고, 이명에 신경 쓰는 시간도 줄어 치료 결과가 좋을 확률이 높다. 한의학에서는 이명 자체를 줄이는 치료와 함께 환자의 건강 전반을 살핀다. 그렇게 환자의 귀도 몸도 건강해져서 제 기능을 하는 것을 치료의 핵심으로 여긴다. 그러니 이명이 얼마나 줄어드느냐에 초점을 두지 말고 자신의 몸을 건강하게 하는 생활 습관을 들이는 데 집중해야 한다. 음주, 흡연, 카페인, 소음 등을 멀리하고 뇌를 예민하게 만들지 않도록 하는 노력은 당연하다.

Q&A

Q1. 이명의 대표적인 전조 증상에 대해 알고 싶습니다.

1) 귀에서 '위이잉, 삐이, 치지직, 쏴아아' 같은 소리가 들립니다.
2) 주변 사람에게 자신과 같은 소리가 들리는지 자꾸 질문합니다.
3) 자꾸 조용한 곳이나 소리가 안 나는 곳으로 이동하려고 합니다.
4) 언제부턴가 귀가 먹먹하고 귓속이 꽉 찬 것 같은 느낌이 듭니다.
5) TV 음향이나 음악을 의도적으로 크게 키워서 소음을 덮으려고 합니다.
6) 몸이 피로하고 잠을 잘 자지 못할 때 귀에서 소리가 더 자주, 더 크게 들립니다.
7) 몸의 균형 감각이 나빠지면서 자꾸 비틀거리거나 넘어집니다.

Q2. 이명을 예방하려면 어떻게 해야 할까요?

스트레스와 큰 소음에 노출되는 것을 피해야 합니다. 특히 지하철이나 비행장 등 소음이 심한 곳에서 과도하게 이어폰을 사용하면 이명이 생길 가능성이 큽니다. 염분이 높은 음식, 탄산음료, 담배 등도 멀리해야 합니다. 아울러 고혈압, 당뇨병 등 만성질환이 있다면 적극적으로 관리해야 합니다. 이명이 발생했다면 음식물을 주의해야 합니다. 유제품, 커피, 코코아, 땅콩, 과일, 어류, 조개류, 이독성 약물, 세포독성 약물, 술 등을 피하고 진통제 중 일부도 잦은 복용을 삼가야 합니다. 해외 연구에서는 빨강, 파랑, 초록 등 여러 색 전구가 많이 달린 컬러 램프를 바라보면 이명이 완화된다거나, 인간과 척추동물의 체내에서 자연 분비되는 옥시토신 호르몬이 이명을 소멸시키거나 완화하는 효과가 있다는 연구 결과가 나오기도 했습니다.

Q3. 치료해서 이명이 좋아지면 평생 괜찮을까요?

그렇지 않습니다. 여러 번 말했듯이 이명은 난청과 관련이 많습니다. 건강한 사람도 자연스럽게 1년에 1%씩 청력이 감소합니다. 또한 큰 소리에 자주 노출되거나 이어폰을 과도하게 사용하고 몸 상태가 나빠지면 청각세포의 손상이 커져 이명과 난청이 다시 생길 수 있습니다. 운동을 열심히 해서 '몸짱'이 되었어도 오랜 기간 운동을 쉬면 다시 예전의 몸으로 돌아가는 것과 비슷합니다. 따라서 지속적으로 청력 관리를 하며, 정기적으로 청력검사를 하는 것이 중요합니다. 또한 청력이 손상되지 않도록 생활 관리를 잘해야 합니다.

Q4. 이명 치료를 할 때 한약을 꼭 먹어야 하나요?

이명 치료에 있어서 한약의 역할과 효과원리에 대해선 PART 5에서 자세히 설명해놓았으니 참고 바랍니다.

Q5. 직업 특성상 이어폰을 사용해야 하는데 보완책이 있을까요?

50분마다 최소 10분 휴식합니다. 또한 수면시간을 충분히 확보하고, 소음을 차단하여 조용한 환경에서 숙면합니다. 자는 동안에 TV 소리 또는 인터넷 동영상, 음악 등으로 귀를 피곤하게 해선 안 됩니다. 업무상 이어폰을 꼭 사용해야 한다면, 업무 외 시간에는 가능한 이어폰 사용을 자제하고, 특히 출퇴근 시 대중교통을 이용할 때는 이어플러그를 사용하는 것이 좋습니다.

Q&A

Q6. 백색소음 같은 특정 소음을 밤새 듣고 자도 괜찮을까요?

백색소음은 모든 주파수 영역대의 소리로, 잡음이나 다른 소리를 상쇄시켜주는 효과가 있습니다. 그러나 백색소음 역시 소음이기 때문에 귀를 피곤하게 합니다. 잠을 자는 동안 귀는 회복하는데, 잠잘 때도 귀가 일을 해야 한다면 더 힘들어지고 유모세포는 더욱 손상됩니다. 만약 불면증 때문에 백색소음을 들어야 잘 수 있다면 최대한 볼륨을 낮추고, 자동꺼짐 예약 등의 기능을 통해 잠이 들 때까지만 사용합니다

Q7. 골전도 블루투스 이어폰은 이명난청에 안전하다는데 사실인가요?

골전도 이어폰은 뼈를 통해서 소리를 전달하는 원리로 만들어졌습니다. 우리는 고막을 거쳐서 소리를 듣게 됩니다. 그러니까 공기 중에 있는 소리가 고막을 거쳐서 귀에 들어오거나 아니면 귀 주변에 진동이 전달되어 귀로 들어오게 됩니다. 골전도 블루투스 이어폰이든, 일반 이어폰이든 결국 소리를 듣는 것은 내이의 유모세포의 역할입니다. 그래서 골전도 블루투스 이어폰과 일반 이어폰의 안정성은 차이가 없습니다.

PART 2

난청, 소리로부터 멀어지는 고립

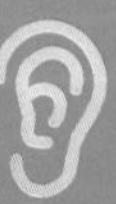

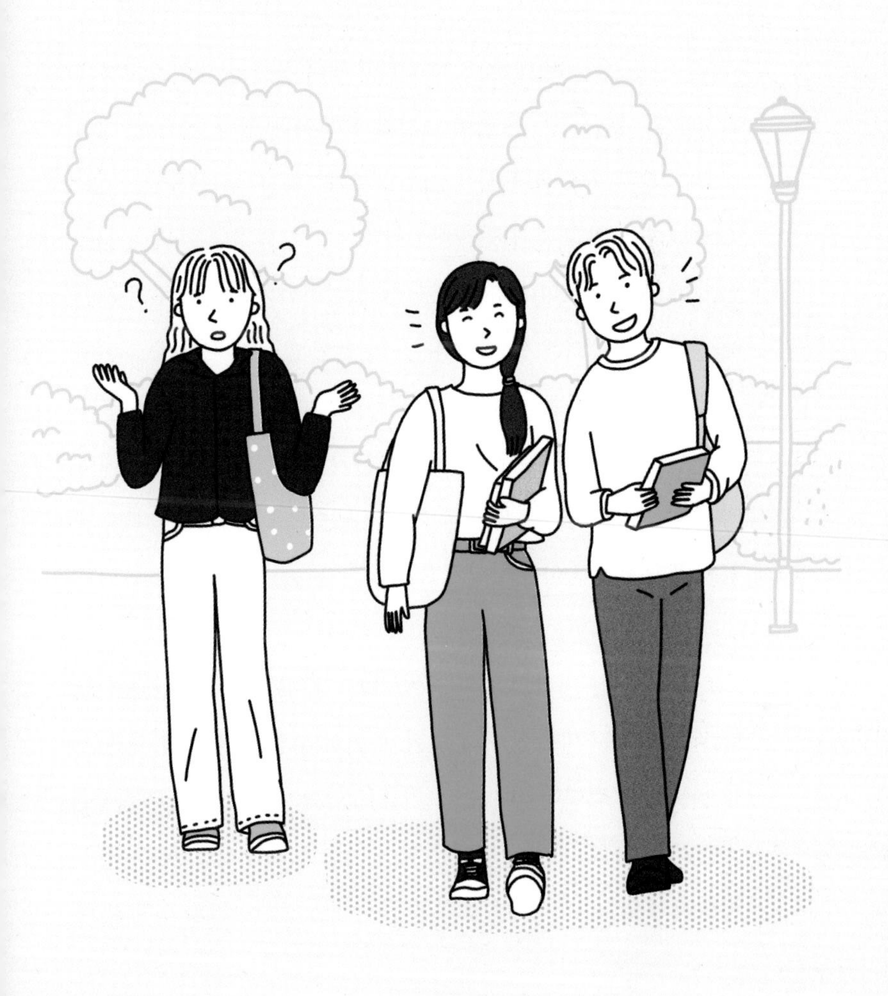

전 세계 약 3억6천만 명이 청력 손상으로 고통을 받고 있다. 그리고 11억 명이 난청의 위험 아래 있다. 2016년 대비 2020년에는 난청 환자가 약 20%나 증가하였고, 우리나라도 예외가 아니다. 난청 환자가 증가하는 이유는 소음 환경에 더 많이 노출되기 때문이다. 우리 귀가 감당할 수 있는 범위를 넘어선 소리로 인해 청각이 손상되는 상황이 이전보다 훨씬 많아진 것이다. 그런데 사람들은 소음의 공격을 덜 받으려는 노력에는 소홀하다. 소음 때문에 생긴 청각 손상은 즉시 느낄 수 없기 때문이다. 손가락을 베이거나 발목을 삐끗했을 때처럼 소음을 통증으로 느끼게 된다면, 난청이 예방될 것 같다는 상상도 해본다.

인간의 귀는 외이(外耳)와 중이(中耳), 내이(內耳)로 구성되어 있다. 우리말로는 바깥귀, 가운뎃귀, 속귀로 부른다. 깊이에 따라 귀를 나눠놓은 것이다. 외이는 소리를 고막까지 전달하는 부분으로 귓바퀴와 외이도로 구성되어 있다. 중이는 고막과 이소골(耳小骨)로 이루어져 있다. 내이에는 소리를 감지하는 달팽이관과 신체의 평

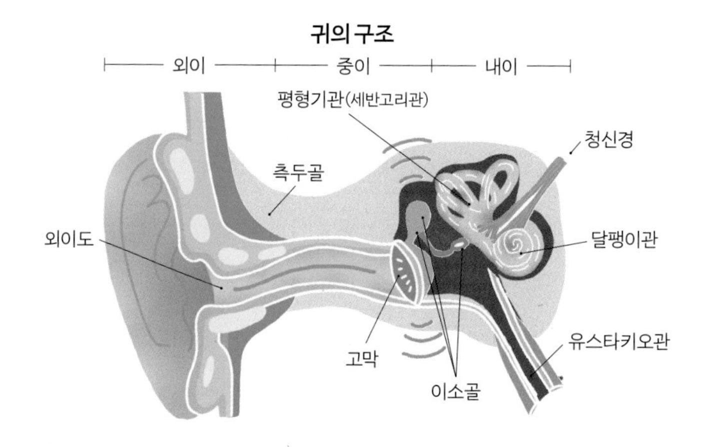

행을 유지하는 전정기관이 있다. 이 중에서 내이는 난청과 관련하여 가장 중요한 부분이다. 외부 소리가 공기나 뼈를 통해 귓속으로 들어오면, 이 파동이 북처럼 생긴 고막을 진동시키고, 고막은 뒤에 붙어 있는 이소골로 진동을 전달한다. 이소골은 추골과 침골, 등골이라는 3개의 뼈로 이루어진 작고 섬세한 뼈인데, 고막을 통해 전달받은 진동을 증폭시켜 달팽이관으로 전달한다. 달팽이관 안에는 소리를 느끼는 코르티기관(organ of corti)이 있다. 코르티기관은 복잡한 세포 구조를 가진 민감한 감각기관으로 음파를 전기신호로 바꾸는 역할을 한다. 그리고 연수(숨골)와 달팽이관을 연결하는 청신경이 이 전기신호를 뇌로 전달하여 우리가 소리를 듣는 것이다. 이 중 어느 것 하나라도 제 기능을 못 하면 난청이 올 수 있다.

난청은 증상의 정도에 따라 경도난청, 중도난청, 고도난청, 그리고 아예 귀가 안 들리는 농(聾)의 단계로 나뉜다. 앞의 세 단계는 기능의 손상으로 보고 마지막 농의 단계는 기능의 손실로 본다. 발병 시기로 구분하면, 선천성 난청과 후천성 난청으로 나눌 수 있다. 대부분의 난청 환자는 후천성이며, 직업적인 요인이나 사고, 약물, 질병 등 다양한 요인에 의해 발생한다. 발병 양상에 따라서는 갑작스럽게 발병하는 돌발성 난청과 서서히 증상이 나타나 악화하는 진행성 난청으로 나눌 수 있다. 그리고 소리를 듣는 여러 과정 중 어느 부분에 문제가 발생했느냐에 따라 전음성 난청, 감각신경성 난청, 혼합성 난청으로 구분할 수 있다.

난청은 오랫동안 되돌릴 수 없는 질환으로 여겨져 왔다. 청각유모세포는 한번 기능이 멈춘 다음에는 재생할 수 없다고 알려졌기 때문이다. 하지만 최근 연구들은 난청이 유모세포의 사멸에서 기인하지 않고, 외유모세포의 전기 운동성의 저하가 원인이 됨을 밝혀냈다. 이러한 발견은 유모세포를 재활하여 난청을 개선할 수 있다는 점을 시사한다.

난청은 진단만큼이나 치료가 중요하다. 난청의 원인을 정확하게 진단하고 효과적인 치료가 더해져야만 난청을 치료할 수 있다. 특히 청력을 떨어지게 만든 악화 요소를 제거하고 기능을 강화하는 통합적인 관점의 치료라야 만족하는 결과를 얻을 수 있다. 또한 난청은 호전이 되기까지 시간이 오래 걸리므로 인내심을 갖고 꾸준히 치료해야 한다. 60dB 정도 들을 수 있는 것과 55dB, 40dB을 들을 수 있는 것은 숫자상의 차이는 커 보이지 않아도 삶의 질은 크게 달라지기 때문이다.

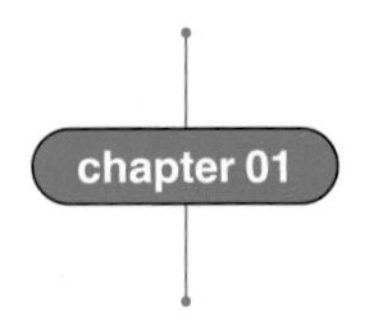

나도 모르게 당하는 소음 공격

젊은 난청 환자가 늘고 있다. 난청의 유발요인을 보면 음주와 과로, 시끄러운 음악, 잦은 이어폰 사용 등이다. 청력 기관은 소음에 의해서 가장 많이 손상된다. 손상 정도는 소음 강도와 노출시간에 비례한다. 미국 국립산업안전보건연구원(NIOSH)에서는 '소음성 난청 유발 기준'을 명시하고 소음 노출 강도에 따른 최대허용 노출시간을 정했다. 이 기준에 따르면 85dB에서 8시간 이상 노출되면 청각세포가 손상되고, 88dB에서는 4시간, 91dB에서는 2시간, 110dB처럼 아주 큰 소리 같은 경우 1분 29초 만에 청각세포가 손상된다. 이렇게 소리가 커지면 급격하게 짧은 시간에도 유모세포가 손상될 수 있다.

소음성 난청 유발 기준 및 최대허용 노출시간 기준

dB 척도에서의 소음노출 강도	최대허용 노출시간
85 dB	8시간
88 dB	4시간
91 dB	2시간
94 dB	1시간
97 dB	30분
100 dB	15분
103 dB	7분 30초
106 dB	3분 45초
110 dB	1분 29초
115 dB	28초

가장 큰 문제는 소음에 노출될 수밖에 없는 직업을 가진 사람들의 난청이다. 근무 환경의 소음이 85dB 이상일 경우에만 이명난청을 일으키는 것은 아니다. 어느 정도 시끄럽다고 느껴지는 소리에 지속적으로 노출되면 크기에 상관없이 유모세포가 공격당하게 된다.

박민우(32세, 남) 님은 보컬과 기타리스트로 활동하는 뮤지션이다. 버스킹도 자주 하고 무대공연도 적지 않았다. 특히 록이 주 장르라 그는 늘 큰 음악 소리와 함께였다. 어느 날 아침 눈을 떴는데 갑자기 귀가 먹먹했다고 한다. 처음엔 일시적인 현상이라고 생각했지만, 종일 먹먹함이 사라지지 않아서 다음 날 가까운 이비인후과에서 스테로이드 계열 약물을 처방받았다. 약을 먹자 열흘 정도는 먹먹함의 강도가 줄어들었다. 하지만 며칠 사이에 증상은 더 심하게 나타났다. 음악을 하는 그로서는 밥줄이 끊기는 낭패였다. 다시 스테로이드 약을 먹었지만, 이번에는 효과가 없었다. 귀 상태는 점점 나빠져 이명까지 들렸다. 민우 님은 온종일 귀 안에서 왕벌이 날아다니는 것 같았다고 말했다. 결국 그는 기타리스트 활동을 멈춰야만 했다. 식이요법으로 잠시 좋아지는듯 했으나 점점 소리까지 잘 들리지 않게 되었고, 걱정과 불안은 스트레스와 불면으로 이어져 일상은 엉망이 되었다.

문진과 미세청력검사 결과, 민우 님의 귀는 청력 손상이 이미 진행되고 있었다. 뮤지션이라는 직업과 이어폰을 장시간 사용한 것이 문제였고, 연습, 공연 등 항상 소음에 노출될 수밖에 없는 환경 때문이었다. 거기에다 이동 중이거나 휴식 시간에도 항상 헤드폰을 끼고 음악을 들었다. 심지어 잘 때도 이어폰을 꼈다고 했다.

눈은 보고 싶지 않거나 피로하면 감으면 된다. 하지만 귀는 눈처럼 스스로 외부 자극을 차단할 수 없다. 소음 공격에 무방비인 것이다. 현대인들은 일상에서 자동차 경적, 매장의 홍보용 음악, 공사장 소음 등 무수한 소리에 둘러싸여 있다. 지하철이나 버스를 타도, 카페나 식당에 가도 모든 시간, 모든 장소에 소리로 가득하다. 그렇게 다양한 생활 소음에 무뎌지며 관대해진 사이에 우리의 청각기관은 서서히 손상되고 있었다. 여기에 더하여 손상이 회복되는 시간마저 가지지 못하는 생활을 반복하면서 악순환의 굴레에 빠지게 된 것이다.

소음성 난청을 예방하는 최고의 방법은 작은 습관부터 바꾸는 것이다. 세계보건기구(WHO)에서는 '60/60법칙'을 권장한다. 이어폰으로 음악을 감상할 때는 최대 음량의 60% 이하, 하루 60분 이하로

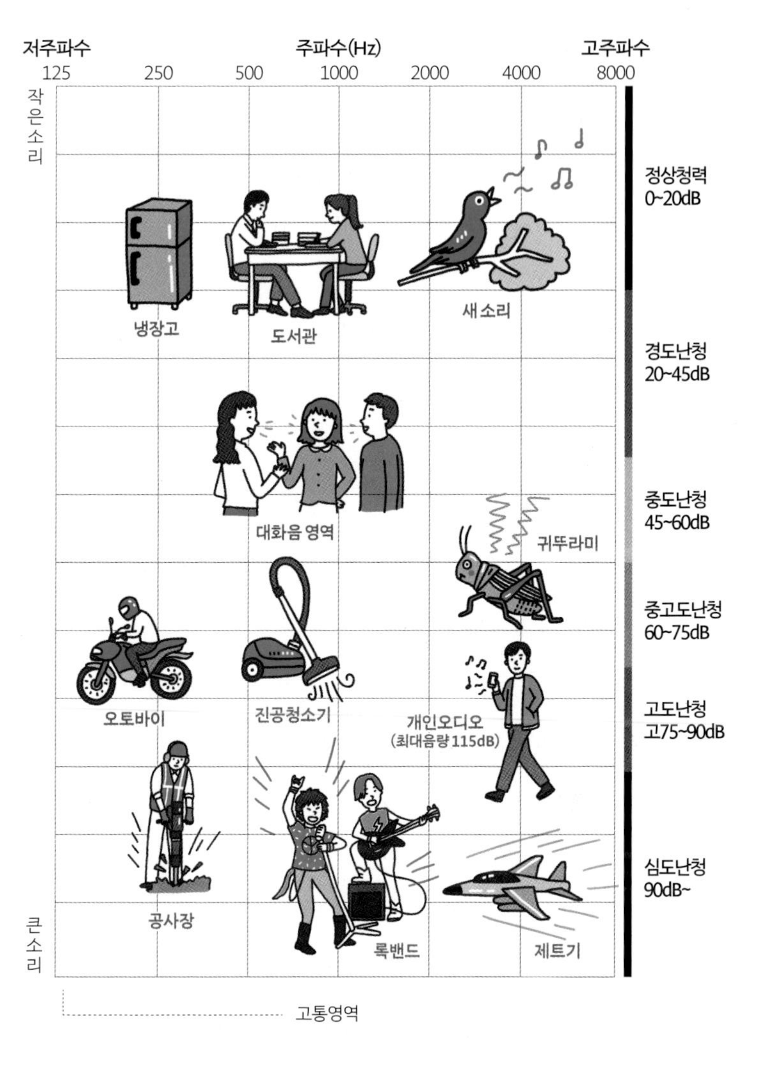
저주파수
주파수(Hz)
고주파수
125
250
500
1000
2000
4000
8000
작은소리
큰소리
정상청력
0~20dB
경도난청
20~45dB
중도난청
45~60dB
중고도난청
60~75dB
고도난청
고75~90dB
심도난청
90dB~
냉장고
도서관
새 소리
대화음 영역
귀뚜라미
오토바이
진공청소기
개인오디오
(최대음량 115dB)
공사장
록밴드
제트기
고통영역

<난청 기준과 생활소음>

듣는 것이 좋다. 이어폰을 사용할 때 소리의 크기를 85dB 정도로 유지하고, 최대 110dB을 넘지 말아야 한다. 대도시 거리에서 발생하는 소음의 크기가 80dB이고, 공사장 소음 혹은 헤비메탈 공연장에서 발생하는 소음의 크기가 110dB 정도임을 참작하면 음량을 어느 정도로 유지해야 할지 짐작할 수 있다. 소리의 크기(volume)뿐 아니라, 지속 시간(duration) 역시 청력 손상에 영향을 미친다. 얼마나 자주, 얼마나 오래 소음에 노출되는지도 난청에 매우 중요한 변수다. 만약 어쩔 수 없이 장시간 소음에 노출된다면 귀마개를 사용하도록 한다.

아직 젊은데 난청이라는 사실에 놀란 민우 님은 난청 유발 요인을 알고 나서 생활 습관부터 고쳤다. 이어폰은 전혀 사용하지 않았고 불규칙적이던 수면시간도 가능하면 규칙적인 패턴으로 유지하려고 노력했다. 담배도 끊었다. 치료하는 동안 음악 활동을 잠시 중단하는 결단까지 내렸다. 뮤지션이라 누구보다 청각의 중요성이 절실했을 것이다. 자신이 실천해야 할 생활 관리에도 최선을 다하고 소리재활치료와 골타치료를 꾸준히 받았다. 치료를 시작한 지 약 3주 만에 들을 수 있는 소리의 크기가 50dB에서 29dB까지 호전되었다. 치료 전에는 볼륨을 70%로 해도 음악 소리가 작게 들렸는데 치료 후엔 40%에서도 잘 들을 수 있게 되었다. 귀 먹먹함도, 자성강청도 감쪽같이 사라졌다. 난청과 함께 동반됐던 귀통증, 불안, 불면, 두통도 더는 그를 괴롭히지 않았다.

노인성 난청은
치료할 수 없다?

2026년이면 인구의 5분의 1이 65세 이상인 초고령사회가 도래한다. 국민건강영양평가조사의 결과에 따르면 70세 이상에서 68.9%의 사람이 경도 이상의 난청을, 그중 31%는 중도난청을 앓고 있다고 밝혔다. 그만큼 노인성 난청은 우리 사회가 중요하게 다뤄야 할 문제로 떠올랐다. 노인성 난청 환자들은 병원에 가면 바로 보청기 사용을 추천받는다. 치료를 원해서 병원을 방문했는데, 마치 보청기 회사에 간 것 같다고 한다. 그렇다 보니 치료할 생각은 해보지도 못하고 청력을 포기하는 것이다. 하지만 임상 현장에서는 노인성 난청 환자들도 치료를 통해 청력이 호전되는 경우가 많다.

외이에 이상이 생긴 난청을 '전음성 난청', 달팽이관이나 청신경이 있는 내이가 제 기능을 못 해 생긴 난청을 '감각신경성 난청'이라고 한다. 이 두 가지가 섞이면 '혼합성 난청'이다. 중년 이후에는 주로 감각신경성 난청이 많다. 노인성 난청의 원인은 활성산소로 알려져 있다. 노인성 난청은 나이의 증가뿐만 아니라, 산화스트레스에 의해 진행이 빨라지는 것이다. 산화스트레스란 체내에 활성산소가 많아져 생체 산화 균형이 무너진 상태를 말한다. 특히 동맥경화, 고지혈증, 당뇨병, 고혈압 등은 산화스트레스에 크게 관여하기 때문에 노인성 난청의 위험 요인으로 알려져 있다.

긴 시간 동안 난청은 치료가 안 된다는 생각이 지배적이었다. 특히 노인성 난청은 노화로 인한 것이라 어쩔 수 없다고 여겨졌다. 그런데 최근 들어 적절한 음향 자극이 달팽이관 내 항산화 효소의 활동을 증가시켜 활성산소의 작용을 억제한다는 연구 결과가 보고되었으며, 활성산소에 의한 유모세포의 손상을 억제할 수 있다는 여러 의학적 증거들이 쌓이고 있다. 즉, 활성산소에 의하여 손상된 유모세포를 복원함으로써 청력개선이 이루어질 수 있는 것이다. 청각 유모세포의 손상을 예방하고 복원한다면 감각신경성 난청의 진행 속도를 늦출 수 있을 뿐 아니라, 청각신경로의 재활을 활성화하며 청력을 개선할 수 있다.

지동운(81세, 남) 님은 활청치료 프로그램을 통해 노인성 난청도 치료될 수 있다는 사실을 증명해준 분이다. 그는 전형적인 노인성 난청 환자였다. 수년간 점진적으로 진행된 양측성 난청이었는데 그동안 치료를 한 번도 받지 않았다고 했다. 검사 결과, 중도난청으로 대화가 어려웠다. 특히 전화 통화는 불가능했다. 다행히 난청 외에 별다른 건강 문제는 없었다. 불면, 소화불량, 두통, 어지럼증 등 노인성 난청 환자 대부분이 가지고 있는 증상도 없었다. 다만 노화로 무릎과 손가락 통증이 가볍게 있을 뿐이었다.

청력검사 결과를 토대로 청력이 가장 저하된 주파수대를 양쪽 귀 각각 세 구간을 정했다. 그리고 손상된 주파수대를 집중하여 자극할 수 있는 맞춤 소리 치료음을 제작해 매일 1시간씩 듣도록 했다. 3개월 동안 소리재활치료를 한 것이다. 한약 치료, 침치료, 심부온열치료도 병행했다. 동운 님은 놀랍게도 3개월 만에 중등난청에서 경도난청으로 청력이 좋아졌다. 고령이라 적어도 9개월은 지나야 치료 효과가 나타날 것이라고 예상했는데, 기대 이상의 결과였다. 특히 양측 청력 모두 대화 주파수인 250Hz부터 2,000Hz 사이에서 청력이 좋아져 가족들과의 대화도 훨씬 편해졌다.

노인성 난청은 보통 50세 무렵부터 시작되어 65세 이후 갑자기 증가한다. 그렇다고 노인성 난청이 꼭 50세 이상에서만 발병하는 것은 아니다. 실제 나이는 젊어도 과로, 스트레스, 수면 불량 등으로 노화가 급격하게 진행될 때 노인성 난청이 나타나기도 한다. 노인성 난청은 고주파 영역대의 청력부터 저하되다가 차츰 저주파의 청력까지 퇴화하여 청력 기능이 크게 저하된다. 다시 말해 노인성 난청이 시작되는 50대에는 고주파 영역의 작은 소리만 잘 안 들렸지만 70대가 넘으면 청력 전반의 영역이 손상되어 일상 대화 영역의 큰소리도 잘 듣지 못하는 것이다.

'눈이 멀면 사물과 멀어지고, 귀가 먹으면 사람과 멀어진다.'라는 말이 있다. 그만큼 난청은 고립과 외로움을 불러온다. 이러한 맥락에서 노년의 삶을 위협하는 대표적인 질환 중 하나가 바로 난청이다. 청력 저하는 의사소통을 어렵게 하여 노인들을 사회로부터 단절시킨다. 잘 듣지 못하니 오해가 생기고, 문제의 주범처럼 보이게 한다. 노인성 난청으로 가족, 친구 등 다양한 사회 집단에서 점점 멀어지게 된다. 소외감으로 신체적, 정신적, 심리적 문제가 발생하기도 한다. 또한 노인성 난청은 인지 기능의 저하를 가속해 치매의 발병 위험을 높인다. 난청이 우리 모두 가장 두려워하는 치매에 직접적인 영향을 끼친다는 것이다. 노인성 난청을 노화 과정의 일부로만 받아들여 방치 혹은 수용하기보다는 하나의 질환으로 인식하고 적극적으로 치료할 필요가 있다.

노인성 난청은 충분히 예방할 수 있다. 노화가 진행되면서 급격하게 취약해진 장부(臟腑)의 맥을 맞춤한약으로 회복시키면서 항산화기능을 활성화할 수 있는 보조제인 활청환을 함께 복용하면 좋다. 이와 함께 활청외치요법과 소리재활치료 등으로 손상된 유모세포를 활성화하면 노인성 난청도 호전되고 관리될 수 있다. 부모님이 자꾸 TV 볼륨을 높인다거나, 평소와 달리 목소리가 커지거나, 자주 반복해서 되묻고 질문에 부적절한 대답을 한다면 노인성 난청을 의심해 보아야 한다. 부모님께서 "나이 들면 다 안 들린다. 내가 살면 얼마나 산다고." 등의 이유로 치료를 거부하기도 하는데, 잘 설득하여 치료받도록 해야 한다. 노년의 심신 건강에는 청력이 굉장히 중요하다. 가족의 관심과 사랑이 노인성 난청의 진행 속도를 줄일 수 있다.

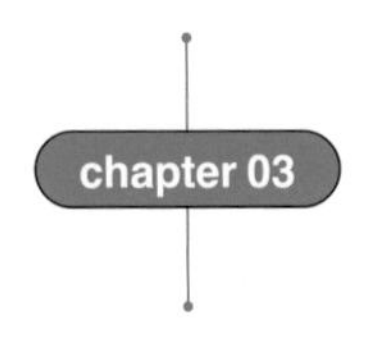

갑자기 안 들려요

돌발성 난청은 확실한 원인 없이 수 시간 또는 2~3일 이내에 갑자기 발생하는 감각신경성 난청으로, 이명이나 어지럼증을 동반하기도 한다. 보통 갑작스럽게 증상이 나타나는데, 육체적으로나 정신적인 긴장 상태에서 자주 발생한다. 돌발성 난청의 진단은 순음청력검사를 통해 3개 이상의 연속된 주파수에서 30dB 이상의 청력 손실이 3일 이내에 발생하였을 때 내려진다. 쉽게 말해 하루아침에 귀가 안 들리는 상황이다.

돌발성 난청은 해마다 1만 5천 사례 정도가 보고되고 있다. 성별이나 좌우의 빈도 차이는 없고, 나이와 관계없이 발병할 수 있으나 30~50대에 가장 많다. 대부분 한쪽 귀에 발병하지만 드물게(0.8~3%)

양쪽으로 발병하기도 한다.

송하윤(22세, 여) 님은 돌발성 난청으로 내원했다. 처음 난청 증상을 경험한 것은 일 년 전이었다. 자고 일어났을 뿐인데 갑자기 오른쪽 귀가 들리지 않았다. 너무 놀라고 당황하여 바로 응급실로 달려갔고, 처방받은 약을 먹었더니 일주일만에 들을 수 있게 되었다고 한다. 그런데 일 년이 지난 어느 날 이번엔 왼쪽 귀에 돌발성 난청이 생겼다. 지난 경험을 토대로 일주일만 기다리면 괜찮아질 줄 알았는데 한 달이 지나도 청력이 돌아오지 않았다. 돌발성 난청은 증상으로 인한 불안과 근심, 스트레스가 심한 질환이다. 따라서 돌발성 난청 질환 자체를 이해하고, 시간에 따른 단계별 대처법을 이해하는 것이 치료의 첫 단추이다. 하윤 님은 진찰 결과 약간의 속 쓰림 증상 외에 다른 병리적인 요인은 없었다. 충분히 호전될 수 있다고 판단하여 활청치료프로그램을 시작했다. 20대 초반이라 치료한 지 한 달이 지나자 '삐~' 소리의 이명은 사라지고, 밤에만 조금씩 '웅웅'거리는 이명이 들리는 정도로 개선됐다. 소리 크기도 빠르게 줄어들었고, 치료프로그램 종료 후 실시한 청력검사에서 정상 청력으로 완전히 돌아왔다. 속 쓰림 증상까지 좋아졌다. 2년 6개월이 지난 지금까지 이명도 난청도 없이 안정된 일상을 보내고 있다.

김연주(44세, 여) 님은 어려서부터 오른쪽 귀가 들리지 않았다. 왼쪽 귀의 청력에만 의지해서 살았는데 왼쪽 귀에 돌발성 난청이 발병했다. 한 달간 스테로이드 치료를 받았지만 잠시 호전되었을 뿐 이후 더 악화하였다. 양측성 난청 모두 심해 보청기를 착용해도 잘 듣지 못했다. 또한 소리도 '지직'거려서 무척 힘들어했다. 이명도 심하고 어지럼도 심해 내원 당시 체력이 거의 바닥이었다. 이명으로 제대로 잘 수도 없었고, 식욕마저 떨어졌다. 우선 돌발성 난청 치료프로그램에 따라 활청탕, 소리재활치료, 활청외치요법 등을 진행했다. 이 치료들은 청각세포 회복능력 활성화, 약화된 유모세포 강화, 청신경 세포 전달력 개선 등의 효과가 있고 복합적인 난청과 이명 치료를 돕는다. 활청탕은 환자의 증상에 따라 1:1 맞춤 처방되는 한약으로 오장육부의 기능을 원활하게 만들어 청각세포의 활성화를 도와준다. 연주 님은 활청탕을 복용한 지 1개월 만에 놀라울 정도로 효과가 나타났다. 꾸준하게 치료받은 결과 2개월 만에 청력이 90%가량 호전되어 보청기를 빼고도 잘 들을 수 있게 되었다.

한의학에서는 돌발성 난청을 몸이 허약해 체력과 기력이 떨어져서 생긴 질환으로 본다. 돌발성 난청 환자들의 오장육부의 맥을 살펴보면 과로와 수면 부족, 병후 체력저하 등으로 인한 기허(氣虛), 지속적인 스트레스나 갑작스러운 스트레스로 인한 심화(心火), 그리고 위장기능의 문제로 인한 위허(胃虛), 선천적이거나 후천적인 각종 질환, 무절제로 인한 신허(腎虛) 등의 공통점이 있다. 그 외 이독성 약물의 부작용, 장기간의 소음 노출, 턱관절 장애, 교통사고 후유증 등의 원인도 있다.

돌발성 난청 예방법

- 육식 줄이기
- 물 충분히 마시기
- 짠 음식, 기름진 음식 덜 먹기
- 과로, 수면 부족 주의하기
- 술을 많이 마신 후 바로 자지 않기
- 감기·몸살 조심하기
- 무리한 운동 하지 않기
- 잘 땐 음악, 라디오, TV 금지

대부분 돌발성 난청은 갑자기 귀가 먹먹하면서 들리지 않게 되어 인지하게 된다. 또는 갑작스러운 어지럼증이나 이명이 동반되기도 한다. 이전과 달리 사람들의 목소리가 속삭이는 것처럼 들린다거나, 귀가 꽉 막힌 느낌이 든다거나, 양쪽 귀의 소리가 다르게 들린다면 돌발성 난청을 의심해 볼 수 있다. 만약 돌발성 난청이 의심된다면 최대한 빨리 병원에 가야 한다.

돌발성 난청의 골든타임

돌발성 난청은 귀 질환 중에서 응급질환에 속한다. 돌발성 난청 환자의 3분의 1은 정상 청력을 되찾지만, 3분의 1은 40~60dB의 청력으로 손상이 일어나는 불완전 회복이며, 나머지 3분의 1은 회복이 되지 않는다. 진단과 조기 치료가 예후에 큰 영향을 미치기 때문에 '치료의 골든타임'이 있다. 일반적으로 돌발성 난청은 골든타임인 3개월 이후에는 청력 회복이 어렵다고 알려져 있다. 치료가 지연될수록 청력 회복에 악영향을 미칠 수 있으므로 빠른 대처가 가장 중요하다.

하지만 3개월이 지난 뒤에도 한방 치료를 통해서 청력이 호전된 사례는 많다. 발병 후 6개월이 지났어도 치료를 통해 청력을 찾은 지연성 회복 사례도 적지 않다. 2016년에 발표된 한 국내 논문에서는 발병 3개월이 지난 돌발성 난청 환자가 한방 치료만으로 청력이 호전됐던 사례를 발표했다. 또 2010년도 SCIE 저널에 발표된 리뷰 논문에서는 돌발성 난청에 한방 치료를 했을 때 발병 22일부터 1,460일까지의 환자들에게서 청력 호전이 있었다는 내용이 실려 있다. 2019년 해외학술지에 발표된 한 논문에서는 돌발성 난청 환자에게 전침치료를 했더니 발병한 지 6년이 지난 난청도 청력을 완전히 회복했다고 발표하였다.

또한 돌발성 난청의 특징 중 하나인 후유증도 한방 치료를 통해 치료할 수 있다. 돌발성 난청의 급성기 회복이 느릴수록 후유장애를 남길 가능성이 크다. 한방 치료를 통해 돌발성 난청 치료 후 남아 있는 이명이나 귀 답답함, 지지직거리며 소리가 깨끗하게 들리지 않는 느낌, 작은 소리가 들리지 않거나 상대방의 말끝이 잘 들리지 않는 증상 등의 후유증까지 개선될 수 있다.

골든타임이 지나도 한방 치료를 통해서 청력이 호전되고, 후유증까지 치료되어 편안한 일상을 되찾은 사례는 생각보다 훨씬 많다. 그러니 돌발성 난청이 발병했다면 오늘이 가장 빠른 치료 시기라 생각하고 치료에 임해야 한다.

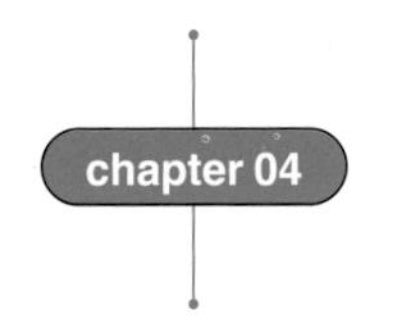

돌발성 난청,
이것만 기억하라

손태석(66세, 남) 님은 급성기 돌발성 난청과 이명으로 내원한 환자였다. 어려서부터 왼쪽 귀가 들리지 않아 오른쪽 귀로만 듣고 살던 중, 내원 한 해 전엔 비인두암 4기 진단을 받고 항암 치료까지 받아야 했다. 게다가 그 부작용으로 오른쪽 귀에 돌발성 난청이 생겼다. 왼쪽은 전혀 들리지 않고 돌발성 난청이 생긴 오른쪽마저 청력 저하가 심했다. 비인두암을 치료하던 대형병원에서는 청력은 포기할 수밖에 없다고 했다. 정말 마른하늘에서 날벼락이 연이어 떨어진 것이다. 손태석 님에게는 한약 복용 1개월, 소리재활치료 3개월, 활청외치요법 A, B를 각각 12회씩 처방했다. 절박한 심정과 성실한 노력 덕분인지 치료 두 달 만에 오른쪽 귀의 청력이 40dB 정도까지 올라왔다. 또한 돌발성 난청과 함께 온 이명도 줄었고, 이충만감도 없어졌다. 그리고 3개월의 치료가 끝난 뒤에는 돌발성 난청 이전의 청력 상태로 회복되었다.

<돌발성 난청 증상>

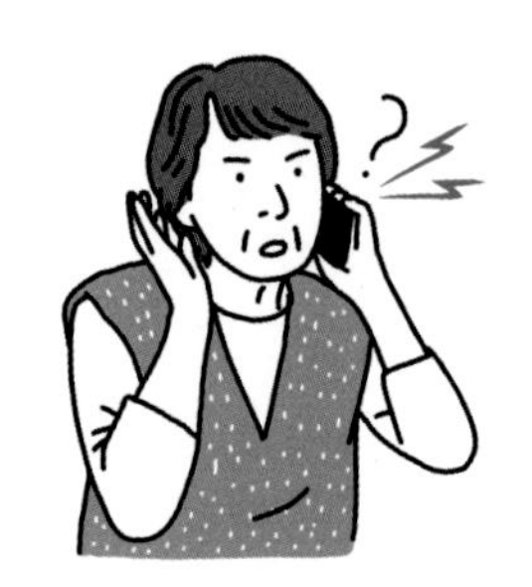

갑자기 한 쪽 귀가 안 들림

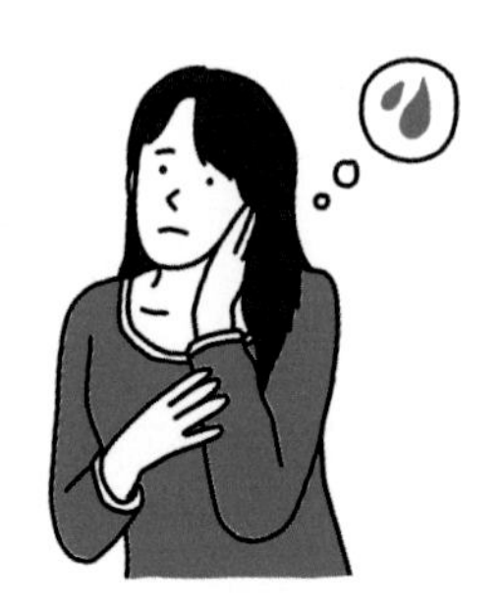

귀에 물이 찬 느낌, 갑갑한 느낌

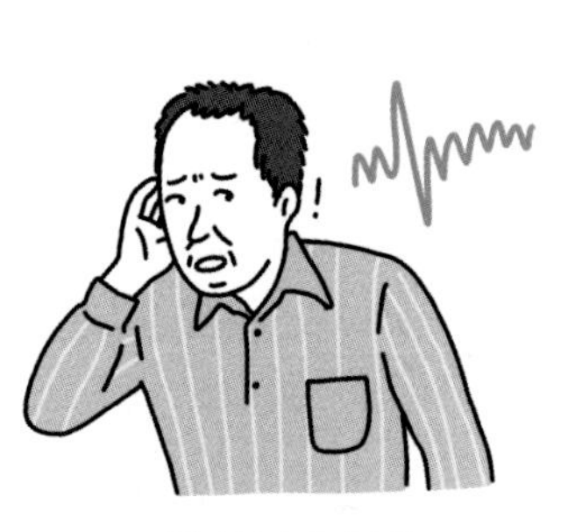

이명이 들리기 시작함

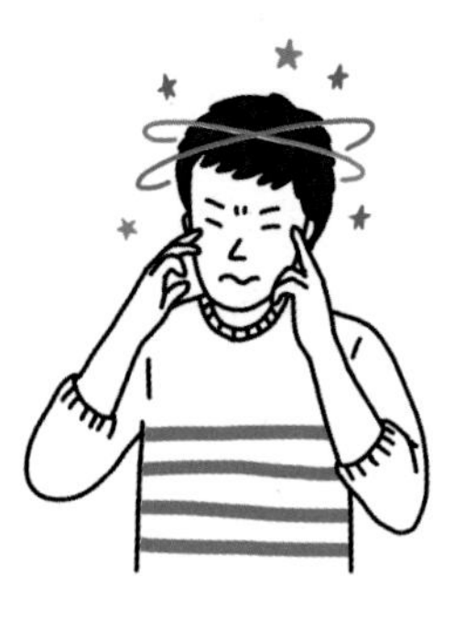

빙빙 도는 것 같은 어지럼증

돌발성 난청이 발병하면 대부분 비슷한 대처를 한다. 어느 날 갑자기 멀쩡하던 귀가 안 들리니 덜컥 겁부터 난다. 자신의 목소리가 들리는지 아닌지 자가테스트를 해보고, 가까운 이에게 전화를 걸어 양쪽 귀 모두 잘 들리는지 확인하기도 한다. 환자 입장에서야 갑자기 안 들리는 증상을 겪게되었다고 생각하지만, 사실 난청이 발병하기 이전부터 귀에 물이 찬 듯 먹먹하고 갑갑한 느낌이 있었을 것이다. 그저 피곤해서 그런 것이겠거니 가볍게 생각하며 지나치다 이명이 생기고, 한쪽 귀가 안 들리는 단계까지 악화되는 것으로 방치한 셈이다. 돌발성 난청의 또 다른 증상으로는 사방이 빙빙 도는 심한 어지럼이 발생하기도 한다.

갑자기 이런 상황이 닥치면 누구나 당황하기 마련이다. 차이는 있지만 증상이 나타나 이비인후과나 응급실에 가면 기본적으로 순음청력검사를 한다. 중이염 및 기타 질환의 감별을 위해 이내시경을 보고, 어지럼이 있는 경우에는 전정기능검사도 한다. 응급실에서는 청력검사를 할 수 없으니 증상만 듣고 약 처방을 하거나 혈액검사, CT, MRI 등의 검사를 하기도 한다. 이렇게 몇 가지 검사 결과와 증상을 토대로 돌발성 난청 진단을 받으면 고용량의 스테로이드 치료를 받는 게 일반적이다. 또 스테로이드와 함께 혈액순환개선제, 혈관확장제, 이뇨제 등을 먹게 된다. 스테로이드 약을 먹지 못하는 환자의 경우에는 고막에 직접 주사를 놓는다. 일단 처방받은 약을 먹으며 2주 정도 경과를 살피는데, 청력이 회복되지 않으면 상급병원으로 가거나 고막 주사를 맞으며 또다시 기다림의 시간을 가진다. 돌발성 난청 치료를 받는 환자들이 가장 힘들어하는 것도 차도 없이 무작정 좋아지기를 기다려야 한다는 것이다. 돌발성 난청은 대부분 체력이 떨어진 상태에서 발생하기에 기한을 알 수 없는 기다림은 사람을 더욱 불안하게 한다.

돌발성 난청, 한의학적으로 치료하기

정명숙(52세, 여) 님은 내원 일 년 전 대학병원 이비인후과에서 돌발성 난청을 진단받았다. 스테로이드 치료는 물론 고압산소치료, TMS(Transcranial Magnetic Stimulation)[3], 소리발생기까지 다양한 치료를 받았다. 본원에 왔을 당시 리보트릴이라는 약도 복용 중이었는데 청력 회복은 거의 되지 않았고 후유증으로 이명까지 발병한 상태였다. 청력검사 결과 왼쪽 귀는 돌발성 난청이, 오른쪽 귀는 저음역대에서 청력 저하가 있었다.

돌발성 난청에 이명까지 있어 많이 불편하셨겠다는 말에 명숙 님은 지금까지 했던 모든 치료가 아무 소용이 없었다고 신경질적인 반응을 보였다. 치료에 앞서 명숙 님께 한의학적인 치료가 필요한 이유를 설명했다. 한의학에선 질환을 분리해서 보지 않는다. 귀 역시 몸을 이루는 하나의 기관으로 전체적인 몸 상태와 함께 살피며 치료해야 한다. 명숙 님은 맥진검사 결과, 맥이 전반적으로 작고 약했다. 맥에 힘이 없다는 것은 기력과 체력이 많이 떨어져 있다는 뜻이다. 또 호흡기와 말초 순환, 소화기 쪽 맥도 좋지 않았다. 관련된 장기들도

3 전자기 코일을 머리 표면의 특정 부위에 놓고 국소적으로 자기장을 통해 두뇌(경두개 피질)의 신경세포를 자극하여 활성 또는 억제시키도록 하는 뇌 자극 치료술

약해진 상태로 꽤 오랫동안 스트레스에 시달렸던 것 같았다. 맥에 맞춰 체력을 올리고 귀로 가는 신경과 혈액순환을 극대화하는 한약 치료와 활청외치요법, 소리재활치료, 약침치료를 하기로 했다. 이전에 스테로이드 치료를 하면서 당뇨 전단계까지 진행됐던 명숙 님은 식단을 조절하며 건강을 지키려 했다. 하지만, 오히려 체력은 떨어지고 공복혈당 조절도 쉽지 않은 상태였기 때문에 맞춤한약 처방 시 혈당조절도 잘 될 수 있도록 신경 썼다. 명숙 님은 지치고 힘든 상태였지만 치료를 잘 따라와 주었고, 6개월 치료 후에는 청력이 50dB 선에서 25dB까지 좋아졌다. 무엇보다 고음역대의 소리가 확실히 명료하게 들렸으며 이명은 거의 사라졌고, 혈당 역시 관리하기 쉬워졌다고 했다.

명숙 님처럼 한의원을 찾는 돌발성 난청 환자 중 많은 수가 양방병원, 즉 이비인후과에서 치료받았던 사람들이다. 발병 시기로 보면 발병 후 2주에서 한 달 사이에 찾는 경우가 가장 많다. 이 시기는 병원에서 "이제 다른 치료법이 없으니 3개월 정도 기다려 보고 청력이 돌아오지 않으면 보청기를 껴야 한다"는 말을 듣는 때다. 발병하고 6개월이나 1년이 지나서 오는 분들도 있다. 또한 청력은 좋아졌는데 이명이나 귀 먹먹함 같은 후유증이 남아 내원하는 경우도 많다. 돌발성 난청에는 특히 한방 치료가 필요하다. 임상 결과를 통해 한의원에서도 많은 돌발성 난청 환자들을 치료하고 좋은 결과를 내고 있다는 사실이 확인되고 있다. 치료 확률이 높은 골든타임을 지났지만, 청력을 완전히 회복한 환자들이 많다. 청력이 80~90dB이었던 난청 환자들을 30~40dB까지 회복시킨 사례도 있다. 그뿐만 아니라 이명이나 귀 먹먹함 같은 돌발성 난청의 후유증 치료에서도 좋은 결과를 내고 있다.

이비인후과에서는 일반적으로 돌발성 난청 치료에 고용량의 스테로이드 약제를 많이 사용한다. 그런데 스테로이드 치료는 얼굴에 홍조가 생기거나 부종으로 인한 체중 증가, 불면증, 혹은 당수치가 높아지는 등의 부작용이 동반될 수 있다. 또 당뇨가 심하다면 스테로이드 치료를 할 수 없다. 스테로이드 외에 혈액순환개선제, 혈관확장제, 고압산소요법 등의 치료를 하는 경우도 있지만, 효과에 대해서는 아직 논란이 많다. 돌발성 난청 회복률을 높이기 위해서는 양·한방 치료를 통합하여 병행하는 것이 좋다. 손상된 청력을 복구시키기 위해서는 항염증제뿐만 아니라 귀로 가는 혈행 개선, 영양 공급 등을 통해 전반적인 몸의 회복력을 확보하는 것이 중요하기 때문이다. 바로 한방 치료가 이러한 부분을 담당한다. 질환은 결국 내 몸이 스스로 치료하는 것이다. 내 몸의 의사를 깨우는 일, 한방 치료가 필요한 이유다.

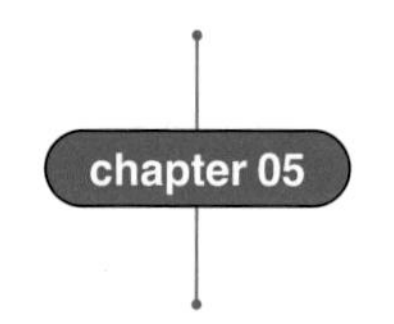

우리 아이 이제 못 듣게 되나요?

갑자기 아이의 귀가 들리지 않는다며, 걱정 가득한 얼굴로 내원하는 부모가 있다. 어린이의 귀 질환 중 다수는 중이염이다. 중이염이 아니라면 청력검사를 통해 돌발성 난청을 진단한다.

다솔이(13세, 여)도 돌발성 난청이었다. 이비인후과에서 한 달 정도 치료를 받았으나 호전되지 않아 본원으로 내원했다. 다솔이는 만성두통도 있었다. 검사 결과, 목뼈가 많이 틀어져 있었다. 만성두통은 목뼈의 틀어짐으로 인한 신경길의 압박으로 신경순환이 잘 이뤄지지 않아 생겼을 확률이 높았다. 맥진검사 결과, 심장, 간장, 폐장이 약했다. 어머니와의 상담을 통해 전학한 지 얼마 되지 않아 긴장도가 높고 스트레스도 많았던 것으로 추정할 수 있었다.

다솔이의 장기들을 튼튼하게 해주고, 스트레스에 대한 저항력을 키우며, 두통도 완화되도록 맞춤한약을 처방했다. 다행히 돌발성 난청으로 인한 청력 저하가 심하지는 않아서 한약만으로도 치료할 수 있겠다고 판단했다. 다만 비염이 있어 비염 치료를 병행했다. 비염 역시 두통의 원인이며 청력에도 나쁜 영향을 끼치기 때문이다. 다솔이는 한약을 먹으며 1주일에 한 번씩 내원하여 비염 치료를 받았다. 코가 뚫려야 뇌의 열도 떨어지고 귀 주변의 혈액순환도 잘 된다. 맞춤한약 복용과 비염 치료로 한 달 만에 정상 청력을 회복했으며 두통과 비염도 좋아졌다.

가람이(8세, 남)는 발병 8개월 만에 본원을 찾아왔다. 내원 첫날 가람이는 기진맥진한 모습이었다. 앉아있을 힘도 없어 어머니 어깨에 내내 기대있었다. 귀가 답답하다는 말을 들은 가람이 어머니는 이비인후과를 찾았고 축농증약을 처방받았다. 그런데 약을 먹은 지 3일 만에 구토를 심하게 하여 소아과에 갔더니 장염이라고 진단을 받아 치료했다. 하지만 가람이는 어느 것 하나 좋아지지 않았다. 오히려 귀가 점점 더 먹먹해지고 머리도 아프며 무엇보다 말소리가 안 들려 친구들과 대화할 수도 없었다. 소리가 들리지 않으니 친구들이 자기와 이야기를 안 하려고 한다는 말에 가람이 어머니는 너무나 놀라 대학병원 이비인후과에 갔고 결국 돌발성 난청이라는 진단을 받았다. 문제는, 비슷한 시기에 대형병원 두 곳에서 검사를 받았는데 각각 다른 결과를 들었다는 것이다. A병원은 왼쪽 귀의 청력이 많이 떨어졌다며 스테로이드 주사 치료 4세트를 권했고, B병원은 스테로이드 치료는 소용없다고 했다. 가람이는 먼저 스테로이드 치료를 받았지만 호전될 기미가 전혀 보이지 않았다. 가족들은 혼란스럽고 불안해 하며 지친 모습으로 본원을 방문한 것이었다.

가람이의 맥진검사 결과, 체력이 완전히 바닥이 난 상태였다. 약사인 가람이 어머니는 스테로이드 치료에 이미 진이 빠져 있는데 한약까지 먹으면 간에 무리가 되는 것은 아닌지 물어보셨다. 난청 치료 때문에 어쩔 수 없이 스테로이드 치료를 계속한 것에 대해 자책까지 하셨다. 어머니에게 청력 회복을 위해서라도 체력을 올려주는 한약 복용이 필요한 원리를 설명했고, 간세포를 보호하는 약을 보충하고 농도를 맞추어 처방했다. 그렇게 가람이는 한약 복용 3개월, 활청외치요법, 소리재활치료, 약침치료를 각각 6개월간 받기로 했다. 6개월이 지난 후 청력 회복은 물론 두통과 비염을 비롯하여 어지럼증, 귀 먹먹함 그리고 무기력, 우울, 식욕감소를 모두 해결했다. 이제 가람이는 친구들의 이야기를 한 번에 다 알아들을 수 있어서 다시 안 물어봐도 된다고 좋아했다. 사실 가람이의 치료의 과정이 쉽지만은 않았다. 치료 2개월 차에 틱 증상이 나타났다. 청력은 많이 회복되었지만 이전까지 받은 스트레스로 인해 틱 증상이 생겨난 것이다. 난청 치료는 그대로 진행하면서 틱 증상도 좋아질 수 있도록 한약 처방을 달리했다. 새로 처방한 한약을 복용한 지 한 달 만에 틱 증상은 사라졌다. 6개월 모든 치료과정을 마친 가람이는 돌발성 난청 치료프로그램을 졸업할 수 있었다.

자녀에게 돌발성 난청이 생기면 부모는 당황하고 겁이 나기 마련이다. 자녀가 귀를 자꾸 만지고, 등 뒤에서 불러도 잘 듣지 못하거나, 귀가 답답하여 잘 들리지 않는다고 하면 바로 병원을 찾되, 소아의 경우에는 최소 3군데 이상에서 진단을 받는 것이 중요하다.

돌발성 난청과 급성 저주파성 난청

돌발성 난청이 재발했다며 내원하는 분들이 있다. 어느 날 갑자기 한쪽 귀가 갑갑한 느낌과 함께 소리가 잘 들리지 않다가 며칠 있으면 언제 그랬냐는 듯 회복되는 과정이 반복되는 것이다. 돌발성 난청이라고 하기에는 회복이 너무 빠르고, 자주 재발한다. 이는 돌발성 난청이 아니라 '급성 저주파성 난청'이다. 두 질환은 모두 단시간 내에 청력 저하를 보이고, 귀 답답함, 이명, 어지럼증 같은 증상을 동반한다는 점에서 비슷하지만, 다른 질환이다.

돌발성 난청은 일반적으로 모든 주파수 구간에서 심한 청력 저하가 나타난다. 난청이 발생한 귀로는 전혀 듣지 못할 정도로 청력이 떨어지는 경우도 많다. 이와 달리 급성 저주파성 난청은 저음역대에서만 청력이 떨어진다. 돌발성 난청에 비해 심하게 듣지 못하는 것도 아니다. 그리고 돌발성 난청은 치료 속도가 더디다. 짧아도 2~3주, 길게는 몇 달에 걸려 회복되기 때문에 환자가 오랫동안 고생을 한다. 청력이 예전만큼 회복되지 않는 경우도 많다. 돌발성 난청에 비해 급성 저주파성 난청은 빠르게 회복된다. 단 며칠 만에 청력이 정상으로 돌아오나 컨디션이 나빠지면 다시 귀가 먹먹해지고 청력도 떨어진다. 이런 과정이 반복될수록 청력은 전처럼 잘 회복되지 않고, 귀 답답함이나 이명과 같은 증상도 계속 남는다. 심하면 메니에르로 진행되기도 한다.

돌발성 난청과 급성 저주파 난청은 치료의 목표도 다르다. 돌발성 난청은 가능한 한 짧은 시간 안에 최대한으로 청력을 회복시키는 것이 목표다. 그러나 급성 저주파성 난청은 장기전이다. 한번 치료하여 청력이 회복됐다고 치료가 끝나는 게 아니다. 급성 저주파성 난청 치료 목표는 재발을 막는 것이다. 재발이 반복될수록 청력 저하가 고착화되거나 메니에르로 진행될 수도 있기에 이를 방지하기 위한 꾸준한 체력 관리, 귀 건강관리가 필수다. 재발이 특징인 급성 저주파성 난청 치료 역시 뿌리를 살피는 치료를 받아야 한다. 귀와 귀에 영향을 주는 환경을 튼튼하게 만들어 재발을 사전에 막아야 한다.

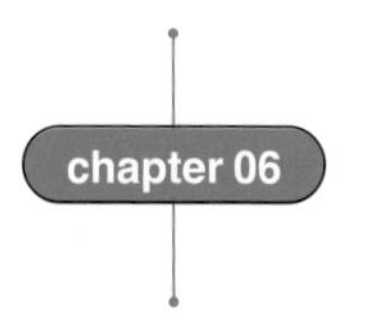

돌발성 난청 단계별 치료프로그램

돌발성 난청 치료의 3대 원칙은 조기 발견, 조기 진단, 조기 치료이다. 돌발성 난청 치료를 위한 단계별 치료프로그램을 소개한다.

1단계: 돌발성 난청 급성기 - 증상 시작~1개월

돌발성 난청은 귀 질환에 있어 응급상황이라고 할 만큼 빠른 치료가 중요하다. 골든타임이 일주일이라고 하는 사람도 있을 정도다. 이 시기는 손상된 달팽이관이 회복될 가능성이 가장 높기에 모든 치료가 필요하다. 다시 한번 강조하자면, 돌발성 난청에서 치료 호전 여부를 결정짓는 가장 중요한 요인은 '치료를 얼마나 빨리 시작했는지'이다. 따라서 빠른 진단이 필요하다. 조기 발견을 통해 진단 초기에 환자별 상태에 맞는 최적의 치료전략을 찾는 것이 중요하다.

이때 시행하는 검사로는 대표적으로 순음청력검사(Pure tone audiometry, PTA)가 있다. 청력이 얼마나 손상되었는지 파악하는 검사다. 이 외에 동반증상에 따라 고막운동성검사, 이명도검사, 전정기능검사 등을 진행하며, 다른 질환이 의심되면 CT나 MRI 등 영상검사를 진행하기도 한다. 본원에서는 급성기 돌발성 난청의 경우 미세청력검사를 통해 정밀하게 청력 상태를 확인하고, 중이염이나 다른 문제는 아닌지 파악하기 위해 이내시경으로 고막과 중이강의 상태를 확인한다.

이 시기에 이비인후과 처방은 대부분 고용량 스테로이드를 짧게는 1주, 길게는 2주 동안 복용하게 한다. 스테로이드는 달팽이관과 청신경의 염증을 줄이는 목적으로 사용된다. 고용량 복용 시 부종, 여드름, 불면, 혈당 상승 등의 부작용이 있어 임신부나 당뇨환자, 소아는 복용하지 않기도 한다. 이때 전신 부작용을 줄이고 내이에 직접적으로 스테로이드를 투여하기 위해 고막을 통해 주사를 놓는 고실내 스테로이드 주입술을 시행한다. 흔히 고막주사라고 부르는 이 방법은 고용량 스테로이드를 복용했음에도 청력이 호전되지 않을 때 구제요법(salvage therapy)으로 사용된다. 하지만 스테로이드 치료로 청력이 회복되지 않은 경우가 많다. 절반 정도는 청력이 부분적으로 회복되거나 아무 반응이 없기도 하다. 특히 나쁜 예후인자가 있다면 회복률은 더 떨어지게 된다. 예를 들어 당뇨병이나 고혈압 등 기저질환이 있는 경우, 재발인 경우, 65세 이상인 경우, 예후가 좋지 않을 가능성이 크기에 초기에 보다 적극적으로 치료해야 한다.

김영미 님(56세, 여)은 어느 날 이명과 함께 소리가 들리지 않아 바로 집 근처 이비인후과를 찾았고, 돌발성 난청 진단을 받았다. 놀란 마음에 대학병원을 찾았으나 같은 결과였다. 대학병원에서 먹는 스테로이드 2주를 처방받고 동시에 고막주사도 맞은 후 본원에 내원했다. 발병 후 바로 스테로이드를 복용하고 4일 만에 한방치료를 시작한, 아주 빠르게 조치를 한 경우다. 내원 첫날 실시한 순음청력검사 결과 85dB의 고도난청이었는데, 하루 사이에 100dB까지 진행됐을 만큼 청력 손상이 아주 심했다.

영미 님은 청력 손상 정도가 심했기에 빨리 치료해야 하는 상황이었다. 하지만 직장인으로 매일 내원할 수가 없어서, 맞춤한약을 복용하며 일주일에 3회씩 치료받았다. 치료 2주 만에 청력의 절반이 회복되었고, 치료 1개월 차 경도난청의 경계까지 회복되었다. 골든타임인 3개월 동안 꾸준히 치료받은 결과 30dB로 거의 정상까지 회복되었다. 심도난청으로 예후가 좋지 않았지만 치료를 빨리 시작한 덕분에 잘 호전된 사례였다.

여러 연구에서 한방 치료가 돌발성 난청의 청력 회복에 효과적이라는 것이 밝혀졌다. 특히 스테로이드 치료에서 전혀 효과가 없었거나 난청이 심한 환자에게도 비교적 높은 회복률을 보였다고 발표되기도 했다. 따라서 양한방 치료를 병행하는 것이 돌발성 난청 치료 호전율을 높이는 좋은 방법이다. 골든타임 내에 병원을 찾은 환자들에게는 귀의 염증을 줄여주고 혈액순환을 개선하여 달팽이관을 되살리는 치료가 필요하다. 이 시기는 돌발성 난청의 치료에서 가장 중요한 시기이기에 가능한 자주 내원하여 치료받아야 한다.

2단계: 돌발성 난청 아급성기 – 발병 후 1~3개월

병의 진행 과정에서 급성기를 지난 아급성기는 첫 1개월 동안 치료하여 일부 청력이 회복된 경우, 아직은 호전이 전혀 없는 경우, 청력은 모두 호전되었으나 이명, 이충만감 등 일부 증상이 남아 있는 경우로 나눌 수 있다. 난청 발병 3개월 이내로 청력이 회복될 가능성이 그나마 높은 시기다.

청력 저하가 남아 있는 경우에는 추가로 고막주사를 고려하기도 하지만 보통 혈액순환개선제를 복용하면서 경과를 살피고, 3개월 차에 청력재검사를 하자는 견해가 대부분이다. 고막주사는 적게는 4회, 많게는 12회를 맞기도 한다. 물론 고막주사의 횟수는 담당 전문의의 진료 후에 결정하여야 한다. 이 외에 혈관확장제, 항바이러스제, 이뇨제 등을 처방하기도 한다. 하지만 미국의 돌발성 난청 가이드라인에 의하면 이 시기에 이러한 약물 처방은 권고하지 않고 있다. 약물 외에 치료법으로는 고압산소치료가 있다. 고압산소치료는 인위적으로 기압을 높인 기기 안에서 고농도의 산소를 흡입하여 조직 내 산소 전달이 충분히 되도록 돕는 치료다. 내이의 허혈상태를 완화하고자 하는 목적으로 시행한다. 스테로이드 치료와 병행하였을 때 더 효과적이라는 보고도 있으나 아직 명확한 치료 시기에 대해 정해진 것은 없다. 빠르게 시작할수록 좋고, 일반적으로는 스테로이드 치료 이후에도 청력 손실이 남아 있을 때 부가적으로 시행되는 경우가 많다. 고압산소치료의 일반적인 합병증 및 부작용으로는 고막손상, 중이염, 이관장애, 내이 손상 등이 있고 1회 치료에 1시간 이상 걸려 시간과 비용적 부담, 그리고 고압산소치료를 위한 시설을 보유한 곳이 많지 않다는 단점이 있다.

아급성기에도 활청외치요법과 한약복용을 통해 귀로 가는 혈류를 개선하고 염증을 잡아줄 필요가 있다. 다만 무리해서 매일 내원하지 않아도 된다. 대신 매일 활청탕과 활청공진단을 복용하며 주 3회 침치료를 권장한다. 활청공진단은 우황, 사향, 인삼, 석창포 등을 비롯한 20가지의 한약재로 구성되어 있다. 신경세포 사멸을 억제하고 신경재생인자의 발현을 촉진하여 뇌졸중 예방에 효과를 보인다는 연구 결과가 발표되었다. 또, 산화스트레스 환경을 개선하고 신경세포 간 신호를 전달하는 신경가지(축삭돌기)의 재생량을 늘려주는 것으로 알려져 있다.

정선동(61세, 여자) 님은 대상포진 바이러스로 인한 돌발성 난청이 발병했으나 다행히 청력은 회복된 상태였다. 그러나 이명이 여전히 심하고, 양쪽 귀가 계속 다르게 들려서 내원하였다. 선동 님은 바이러스 감염이라는 뚜렷한 원인이 있어 스테로이드 대신 항바이러스제를 복용했다. 청력검사 결과만 보면 정상이었다. 하지만 한 달 사이에 청력이 계속 변화하다 보니 스스로 느끼기에는 양쪽 귀의 소리가 다르게 들리는 것이었다. 이런 경우가 종종 있는데, 불편함이 크게 느껴져서 치료를 통해 회복하는 것이 좋다. 선동 님 역시 일주일에 3회 내원하여 활청외치요법을 받고, 몸의 회복력을 끌어올려 주는 활청탕을 복용했다. 그 결과 좌우가 차이 나게 들리는 부분도 없어지고 날카로운 고음의 이명도 호전되었다. 아급성기에는 청력이 정상으로 돌아왔더라도 부수 증상이 남아 있을 수 있다. 후유증 역시 치료 시기를 놓치면 치료 호전율이 낮아지므로 후유증으로 고생하지 않도록 적절한 치료가 필요하다.

손은주(47세, 여) 님은 돌발성 난청 진단 후 스테로이드를 2주간 복용하고 고막주사를 5회 맞았지만, 급성기 1개월이 지나도 차도가 없어 보청기를 착용하고 본원을 찾아왔다. 처음 봤을 때 정상 청력의 20%만 남아있고, '웅~'하는 낮은 이명도 지속되는 상황이었다. 청력 손상이 심했지만 포기하기에는 이른 시기였기에 빨리 치료하는 게 중요했다. 24회의 활청외치요법과 활청탕 3회 복용 후 청력은 경도 난청으로 보청기를 빼고도 대화가 가능할 정도로 회복되었다. 이명 역시 거의 들리지 않았다.

스테로이드 치료만 받아도 급성기 1개월이 지나간다. 많은 분이 한 달 치료 후 호전이 없어서 한의원을 내원하는 경우가 많다. 물론

이 시기에도 은주 님처럼 회복이 되지만, 급성기에 스테로이드와 한방 치료를 병행한다면 더 빠르게 치료될 수 있다.

3단계 : 돌발성 난청 지연회복기 - 발병 후 3~6개월

이 시기에는 후유증을 예방하기 위해 전반적인 신체 건강 상태를 끌어올리는 데 초점을 맞춰야 한다. 양방에서는 증상에 따라 혈액순환개선제, 이뇨제 등을 처방하기도 하지만 대개는 경과를 관찰하며, 보청기를 권유받기도 한다. 본원에서는 환자의 상태에 따라 주치의 판단하에 소리재활치료를 고려하는 시기다. 청력의 상태에 따라 일대일 음원을 맞춰 소리재활치료를 시작한다. 또한 주 2회 내원하여 활청외치요법을 지속적으로 받고, 활청탕과 생활관리제를 병행하기도 한다.

4단계 : 돌발성 난청 후유증기 - 발병 6개월 이후

발병 6개월 이후까지 남아 있는 청력 저하, 이명, 이충만감 등의 증상은 후유증이다. 이런 후유증들은 컨디션에 따라 좋아지거나 심해지기를 반복하는 경향이 있다. 따라서 이런 증상이 왔다 갔다 하지 않을 만큼 건강을 회복하여 유지하는 것이 중요하다.

이비인후과에서는 이 시기에 청력에 따라 보청기 착용을 권유하거나 아예 들리지 않는 농(聾)의 상태에서는 인공달팽이관 수술을 권하기도 한다. 약물적 치료로는 혈액개선순환제 또는 증상에 따라 이뇨제 등을 처방한다. 그러나 6개월 이후 복용 시 유의미한 결과는 없다고 알려져 있다. 후유증기에는 스테로이드는 복용하지 않는 게 좋다.

6개월 이후에도 드물지만 청력이 회복되는 사례가 있다. 또한 이명, 이충만감, 청각과민, 깨져서 들리거나 울려서 들리는 등의 증상들은 치료를 통해 좋아질 수 있다. 본원에서는 이 시기에 이러한 후유증에 초점을 맞추고 치료를 진행한다. 급성기 때와 같이 횟수를 정하는 것이 아니라 장기간 꾸준히 활청외치요법을 시행하고, 환자의 청력에 따라 주치의의 판단하에 소리재활치료를 한다. 청력이 완전히 회복된 경우가 아니라면 달라진 청력에 적응하기 위해서 노력해야 하는 시기이기도 하다. 특히 소리 방향에 대한 분별력이 떨어지므로 사고에 노출될 위험이 커 특별한 주의가 필요하다.

이준혜(50세, 여) 님은 어려서부터 한 쪽 귀가 들리지 않았는데, 엎친 데 덮친 격으로 반대쪽 귀도 돌발성 난청이 발병하였다. 역시 다른 분들과 비슷하게 급성기 1개월 동안 스테로이드 치료를 했고, 호전이 되는 듯했다. 그러나 증상은 다시 나타나 결국 보청기를 끼게 됐다. 준혜 님은 보청기 착용 후에도 소리가 잘 들리지 않고, 이명과 어지럼증까지 심하게 지속되어 본원에 내원하였다. 발병한 지 8개월이나 지났기에 급성기와 같은 빠른 속도는 아니지만 천천히 치료해보자고 말씀드리고 치료를 시작했다. 약 1년에 가까운 치료로 어지럼증과 이명은 완전히 소실되고, 청력 저하 역시 90% 이상 호전되어 보청기를 빼고도 잘 듣기 시작해 기쁘게 치료를 마쳤다.

돌발성 난청은 골든타임이 지나면 청력 회복이 불가능하다고 알려져 있다. 하지만 임상에서는 한방 치료를 통해서 청력이 호전되고, 후유증 치료가 되는 사례가 종종 있다. 그런데도 이를 모르고 쉽게 치료를 포기하고 보청기를 착용하거나 수술을 받는다.

정은지(42세, 여) 님은 돌발성 난청 발병 이후 스테로이드 복용 및 4차례 고막주사를 맞았으나 청력이 회복되지 않았다. 그뿐만 아니라 자성감청과 '웅~'거리는 이명도 하루 종일 들리고, 일반 소리를 듣는 게 너무 힘든 청각과민 증상까지 있었다. 발병 6개월하고도 일주일이 넘어가는 시기였으나, 다행히 경도난청으로 청력손실이 심하지 않았고 대화에는 큰 무리가 없었다. 은지 님에게 소리재활치료 없이 활청외치요법과 한약치료를 시작했다. 초반에는 버스 소리가 너무 커서 내원도 힘들어하셨는데 치료받은 지 한 달 만에 불편감이 절반 정도로 줄었고, 버스를 타도 귀가 힘들지 않다고 했다. 치료 두 달 차에는 이명이 사라졌다. 다만 여행을 다녀오거나 무리하면 이명과 귀울림이 하루 정도 들리다 사라졌다. 그 정도면 많이 호전된 것이었다. 그리고 시간이 더 지나자 그마저도 없어졌다. 이처럼 이명, 청각과민과 같은 후유증은 방치하면 오랫동안 생활을 불편하게 만든다. 따라서 후유증기에는 불편한 증상들을 개선하는 데 초점을 맞춘 치료가 필요하다.

돌발성 난청 급성기 프로그램

활청외치요법

골타요법과 추나요법으로 척추와 머리뼈와 얼굴 뼈의 위치를 바르게 한 뒤 약침 치료와 자성을 띤 특수침을 활용하여 심부자기장온열자극을 주는 침치료이다. 이명난청 치료에 특화된 치료 기술이다. 침치료는 국소의 혈액순환을 개선하고 혈액의 점도를 감소시켜 염증 반응을 조절하는 효과가 있다. 이러한 효과를 바탕으로 귀의 산소 공급을 증가시켜 청력 회복을 촉진한다. 스테로이드 복용 후에도 호전되지 않았던 환자가 침치료 후 청력이 정상 수준으로 회복되었다는 사례가 보고되었다. 또한 스테로이드만 복용한 환자와 스테로이드와 함께 침치료를 병행한 환자의 청력을 비교했을 때 양한방 치료를 병행한 환자들의 청력이 더 높은 호전율로 개선되었다는 연구도 있다. 급성기에는 침을 자주 맞을수록 도움이 되고, 약물 복용과 병행했을 때 더 효과적이다.

사향활청공진단

사향은 신경 재생 및 보호에 효과적인 약재다. 한의학적으로는 '개규(開竅)'라고 하는 효능으로, 경락을 통하게 하고 감각기관의 기능을 회복시켜준다. 사향은 항산화작용을 통해 염증 물질을 효과적으로 감소시켜 주며, 진통 작용, 혈액순환촉진 작용, 신경보호 효과가 있는 것으로 밝혀져 뇌졸중 환자에게도 많이 사용되고 있다. 돌발성 난청의 급성기에는 달팽이관의 허혈 상태를 빨리 풀어줘야 하기에 사향이 함유된 사향활청공진단이 필요하다.

활청탕

돌발성 난청은 대부분 신체적·정신적 스트레스 상황에서 발병한다. 맥진검사 결과 장부의 기능이 떨어져 있다면, 기능을 되살려서 몸의 자연회복력을 높여줘야 한다. 이 시기에는 염증을 줄여주고 말초혈액순환을 촉진하는 것에 초점을 맞추고, 개개인의 몸 상태에 따라 처방을 하게 된다.

마지막으로 충분한 수면과 휴식이 절대적으로 필요하다. 음주, 흡연, 카페인은 자제하는 것이 좋다. 음주로 인한 피로, 흡연은 혈관을 좁아지게 하고, 카페인은 교감신경을 흥분시켜 충분한 휴식을 어렵게 하기 때문에 빠른 회복을 방해할 수 있다.

백신 후유증과 난청

코로나19 바이러스로 많은 사람이 아프고 목숨을 잃기도 했다. 당연히 백신 접종은 필요했다. 그런데 백신 접종 후 갑자기 소리가 들리지 않는다고 내원하는 사람들이 생겨났다. 일시적인 현상이 아니라, 백신 접종자 수가 늘어날수록 문의 전화가 폭증했다. 백신을 맞고 난 후 갑자기 들리지 않거나 이명이 들린다는 환자가 갈수록 많아졌다. 당시만 해도 정부는 백신 접종과 이명난청과의 관련성을 인정하지 않았다. 그러나 임상 현장은 달랐다. 많은 수의 이명난청 환자들이 백신 접종이라는 공통 원인을 갖고 있었다. 발병 시기와 증상, 이명난청의 진행 과정이 비슷했기에 백신 접종과의 관련성을 추측할 근거가 충분했다.

진예순(67세, 여) 님은 3년 전부터 오른쪽 귀로는 거의 듣지 못했다. 그런데 백신 접종 이후 왼쪽 귀에 돌발성 난청까지 생겼다. 갑작스레 양쪽 귀가 들리지 않으니 예순 님은 충격으로 식음을 전폐하고 누워만 계셨다고 한다. 대화가 불가능하기에 말을 글로 적어서 진료해야만 했다. 예순 님은 난청 외에도 귀가 꽉 찬 느낌의 이충만감, 어지럼, 울렁거림도 있었다. 일단 활청외치요법 A, B 각 12회씩, 활청탕 3개월, 소리재활치료를 진행하였고 사향활청공진단도 처방했다. 3개월 치료프로그램 이후에도 차도가 미비하면 3개월을 연장하여 치료하기로 했다. 하지만 결과는 예상 밖이었다. 치료 1개월 만에 청력이 30% 정도 회복되어 필담이 아니라 대화가 가능해진 것이다. 치료가 완료되었을 때는 청력이 경도난청 수준까지 좋아졌다.

코로나19 바이러스의 유모세포 공격

한의학에서는 바이러스로 인한 질병을 '외감성 질병'이라고 한다. 외부 바이러스의 공격에 인체는 단계별로 대항한다. 처음엔 몸이 으슬으슬하면서 열이 난다. 이후 근육통이 오고, 인후통이 나타나다 기침이 나오기도 한다. 열이 올랐다 내렸다 하며 입맛이 없어지고 몸에 힘이 빠지는 시기를 거친다.

한의학에서는 외감형 바이러스의 침입을 막아주고 침입한 바이러스의 공격을 약화시키는 치료가 있다. 이때 한약 치료는 환자의 상태에 따라 3~5일 간격으로 처방하여 변화를 세세하게 살피며 진행한다. 기존 외감성 질병 치료법을 좀 더 보강하여 활청외치요법과 함께 진행하도록 구성한 것이 '코로나19 이명난청 치료프로그램'이다. 코로나 증상도 치료하면서 돌발성 난청과 이명 치료도 한다. 한약 제재는 바이러스의 증식과 과도한 면역반응을 억제하는 효과가 있다. 또한 바이러스에 대한 항체 형성을 상승시키고 형성된 항체가 오랫동안 유지되도록 돕는다. 이 때문에 면역력 강화에도 좋다. 침치료는 깨져 있는 자율신경계의 리듬과 면역계의 균형을 다시 맞춰주는 역할을 한다.

새로운 프로그램으로 백신 접종 후 발병한 돌발성 난청과 이명 환자 치료에 성공적인 결과를 내고 있을 때, 미국 MIT의 공학·과학 연구소의 리 게르케(Lee Gehrke) 박사 연구팀은 코로나19 바이러스가 청각과 몸의 평형 유지 등 중요한 기능을 담당하는 내이의 유모세포를 공격할 수 있다는 연구 결과를 발표했다. 물론 리 게르케 박사 연구팀의 논문이 발표되기 전에도 코로나19 바이러스가 난청, 이명, 이석증을 일으킬 수 있다는 보도는 있었다. 하지만 세계적으로 인정받는 유명 과학 전문지 「네이처(Nature)」에 발표됨으로써 이를 의학적으로 입증했다고 할 수 있다.

거리두기와 마스크 착용이 해제되면서 일상은 회복되고 있다. 하지만 여전히 코로나19 바이러스는 활동 중이고, 확진자가 생기는 것도 현실이다. 코로나19 바이러스의 유행이 끝나더라도 또 다른 형태의 전염병이 올 것이다. 혹시라도 외감성 질병으로 이명난청이 발병했다면 지체하지 말고 한의원을 찾길 바란다.

백신 접종 후 돌발성 난청이나 이명 등이 생기지 않았어도 백신 접종 전에 면역계 안정화에 신경을 써야 한다. 접종을 예약했다면 몸의 상태를 살펴 무리하게 접종하지 않는 게 좋다. 특히 돌발성 난청 병력이 있거나 이명난청, 구안와사, 대상포진과 같은 병력이 있다면 백신을 접종하기 전에 면역계 안정화를 위한 한의학적 조치를 하는 것이 좋다. 접종 후에는 충분한 휴식과 함께 침과 한약의 도움을 받아 과도한 면역반응으로부터 귀를 건강하게 지키길 바란다..

Q1. 난청이 진행되고 있는지 아는 방법이 있을까요?

□ 귀에 이명(귀울림)이 있다.

□ 남성 목소리가 여성보다 알아듣기 쉽다.

□ '발·달'처럼 비슷한 말을 구분하기가 힘들다.

□ '츠·크' 같은 고음을 듣기 어렵다.

□ 특정 소리들이 불편하거나 너무 크게 들린다.

□ 다른 사람의 말소리가 웅얼거리는 것처럼 들린다.

□ 상대방이 분명하게 말하지 않는 것처럼 느껴진다.

□ 식당이나 모임 자리처럼 주변이 시끄러운 곳에서 대화를 이해하기가 힘들다.

* 체크된 표시가 4개 이상이면 미세청력검사가 필요합니다.

Q2. 노화성 난청의 진행을 막는 생활 습관은 어떤 게 있을까요?

1) 50세 이후에는 매년 한 번씩 청력검사를 받습니다.

2) 흡연·간접흡연·음주를 피합니다.

3) 고혈압, 당뇨, 고지혈증 등 대사성 질환을 잘 관리합니다.

4) 코골이와 수면무호흡을 치료합니다.

5) TV·라디오 청취 시간을 줄이고, 시끄러운 소리에 오래 노출되지 않도록 주의합니다.

6) 뒷 목 근육의 긴장을 주기적으로 풀고, 목과 머리를 다치지 않게 조심합니다.

Q3. 데시벨(dB)과 헤르츠(Hz)는 어떻게 다른가요?

소리를 나타내는 단위로, 데시벨이 소리의 음량(音量, volume)을 나타내는 단위라면, 헤르츠는 소리의 고저(高低, pitch)를 나타내는 단위입니다.

Q4. 작업환경이나 근무 형태로 돌발성 난청이 생겼을 때 일을 그만두지 못한다면 어떻게 생활 관리를 해야 할까요?

귀마개 사용을 추천합니다. 소음에 노출되는 환경에서 귀마개를 끼는 만큼 귀가 더 쉴 수 있게 됩니다. 하지만 길을 걸어 다닐 때는 귀마개 사용이 위험하니 주의하고, 시간과 장소에 맞게 사용하십시오.

Q5. 이어폰을 좀 더 안전하게 사용하는 방법이 있을까요?

1) 최대 볼륨으로 음악을 듣지 않도록 합니다.
2) 60/60 규칙을 따릅니다(하루에 60분 이하 최대 음량의 60%에서 음악 듣기).
3) 스마트 볼륨 기능이 내장된 장치나 기기를 활용합니다.
4) 버스나 지하철, 쇼핑몰과 같이 시끄러운 곳에서도 볼륨을 높이지 않습니다.
5) 귀가 소음에서 회복되도록 15~20분 정도 주기적으로 쉽니다.

PART 3

어지럼증,
공포가 만든 감옥

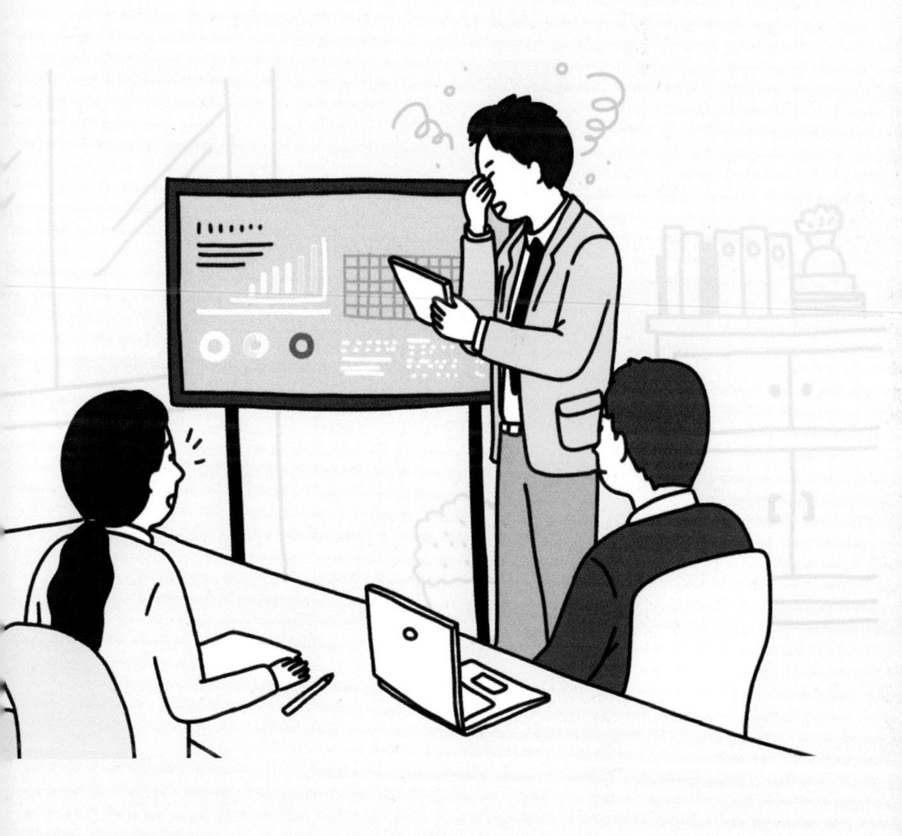

'어지럼증'은 일상에서 흔하게 느끼는 불편함 중 하나이다. 귀 질환에서 이명난청 못지않게 자주 병원을 찾는 증상이다. 어지럼증 단독 증상인 경우도 있고, 이명난청에 동반되어 고통받는 경우도 있다. 어지럼증은 그 자체도 불편하지만, 균형을 잃고 넘어져 타박, 골절, 뇌진탕 등 크게 다칠 수도 있어 더 불안하다. 특히 머릿속이 어지럽다고 느끼기 때문에 혹시 뇌에 문제가 있는 것은 아닌지 의심하게 된다. 따라서 어지럼증이 오면, 뇌의 문제인지, 귀의 문제인지 구분하는 것이 중요하다.

어지럼증의 원인은 다양하지만 크게 두 가지로 나뉠 수 있다. 먼저, 귀의 문제로 인해 발생하는 말초성 어지럼증으로 주로 회전성 어지럼증인 경우가 많다. 회전성 어지럼증 환자들은 세상이 빙글빙글 돈다거나 눈앞이 빙빙 도는 느낌이 든다고 말한다. 또한 귀 문제로 발생하는 어지럼증인 만큼 이명난청을 동반하는 경우가 많고, 고개를 돌린다거나 눕거나 일어나려고 할 때 심해지는 등 자세 변화에 영향을 많이 받는다. 귀로 인한 말초성 어지럼증의 원인 질환은 다양하나, 임상에서 가장 흔하게 접할 수 있는 질환은 이석증과 메니에르다.

둘째, 뇌의 문제로 인해 발생하는 중추성 어지럼증이다. 중추성 어지럼증은 회전성보다는 비회전성 어지럼증인 경우가 많다. 이 경우의 환자들은 붕 떠 있거나 흔들리는 느낌, 자세의 불안감, 눈앞이 캄캄해지는 듯한 느낌 등을 주로 호소한다. 또한 뇌의 문제인 만큼 다른 신경학적 이상 증상들을 동반하는 경우가 많다. 팔다리의 힘이 빠지는 마비 증상, 팔다리의 감각이 둔해지거나 이상해지는 감각장애, 발음이 어눌해지거나 다른 사람과의 의사소통이 어려워지는 언어장애, 음식을 삼키는 게 어려워지는 연하장애, 그리고 의식이 명료하지 않고 자꾸 잠이 들거나 흐릿해지는 의식장애, 눈앞의 물건이 두 개로 보이는 복시 등과 같은 증상이 있다면 중추성 어지럼증을 의심할 수 있다. 따라서 만약 자세가 불안정하다거나 붕 떠 있는 듯한 느낌과 함께 발음이 어눌해진다거나 삼킬 때 사레가 걸리거나 팔다리에 힘이 빠진다면 상급병원에서 검사받아야 한다.

특별한 원인 질환이 없는 생리적인 어지럼증은 대부분 휴식을 취하면 괜찮아진다. 어지럼증은 생활 습관과 환경에 영향을 많이 받는다. 평소 건강한 생활 습관을 유지하고 과로와 스트레스를 주의한다면 예방에 도움이 된다. 또한 원인 질환이 없다 하더라도 자주 어지럼증을 느낀다면, 한의학적 진단이 필요하다. 따라서 어지럼증이 나타나면 증상과 신체 변화를 잘 살펴봐야 한다.

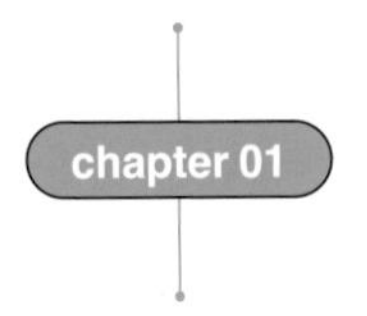

세상이 빙빙 도는 이석증, 왜 생겼을까?

"천장도, 벽도 빙글빙글 돌아서 눈을 뜰 수가 없어요. 아니 눈을 감고 있어도 어지러운 느낌이에요." "순간 핑하고 어지러워 나도 모르게 휘청거리고 어딘가에 기대게 돼요." "눈에 보이는 것들이 위아래로 흔들려요." "바로 걷고 있는데 비틀리며 걷는 것 같아요."

사람들이 느끼는 어지럼증이 각양각색인 이유는 어지럼증의 범위가 매우 넓고 원인도 다양하기 때문이다. 그런데 환자들은 어지럽다고 말하지만, 의학적으로 볼 때 어지럼증이 아닌 경우도 있다.

어지럼증은 인체의 균형이 무너져서 오는 증상이며, 응급부터 만성까지 다양한 질환에 의해 발병한다. 어지럼증의 가장 흔한 원인 질환은 이석증이다. 귀 질환인 이석증은 말초성 어지럼증으로 분류된다. 이석증의 정식 명칭은 '양성 발작성 체위성 현훈'이다. 이석증은 온 세상이 빙글빙글 도는 것 같은 심한 어지럼을 유발한다. 당연히 속도 울렁거리고 구토하기도 하며 눈이 돌아가는 안진(眼震)도 있다. 고개를 돌리는 방향에 따라서 증상이 심해지기도 한다. 이석증으로 인한 어지럼증은 매우 극심해서 겪는 사람으로선 혹시 뇌에 문제가 생긴 건 아닐까 하는 걱정이 들기도 한다. 이석증은 귀 문제로 오는 질환으로 직접적으로 생명을 위협하지는 않지만 넘어지면서 다칠 수 있기에 위험하다. 또한 언제 어디에서 어지러워 쓰러질까 걱정되고 불안한 마음에 일상이 조마조마하다.

<어지럼증의 원인>

말초성	전정신경염, 이석증, 메니에르
중추성	뇌졸중, 척추 및 뇌저동맥부전
기타	심인성, 기립성, 고혈압, 저혈압, 경추성, 약물중독
신체적 원인	화병, 스트레스, 식습관, 과로, 수면부족, 선천적 허약

이순희(74세, 여) 님은 1년 4개월 전에 이석증을 진단받았다. 장소에 상관없이 찾아오는 갑작스러운 어지럼증으로 10번도 넘게 쓰러지셨다. 잘못 넘어져서 뇌진탕이 온 적도 있었다. 이비인후과 여러 곳을 다니며 치료받았지만, 어지럼증은 가라앉지 않았다. 결국 신경안정제까지 처방받아 복용하였다. 문제는 어지럼증이 여전히 개선되지 않았다는 것이다. 그야말로 살얼음판 걷듯 조심히 살던 중에 5

개월 전부터 이명까지 발병했다. 이명이 온종일 괴롭히는 데다 기습적으로 어지럼증까지 찾아오니 불안증이 더욱 심해졌다. 우선 허약해진 몸을 회복시키기 위해 맞춤한약을 3개월 처방하고 활청외치요법을 24회 진행하기로 했다. 순희 님은 이석증으로 인한 어지럼증으로 기력이 떨어져 이명이 발병한 경우였다. 그래서 어지럼증을 집중적으로 치료하면 이명도 자연스럽게 사라지겠다고 판단했다. 그렇게 치료한 지 한 달 만에 어지럼증이 사라졌고, 그 이후로 한 번도 재발하지 않았다. 어지럼증에서 해방되면서 불안증세도 많이 없어졌다. 두 달이 지나자 이명 역시 사라졌다.

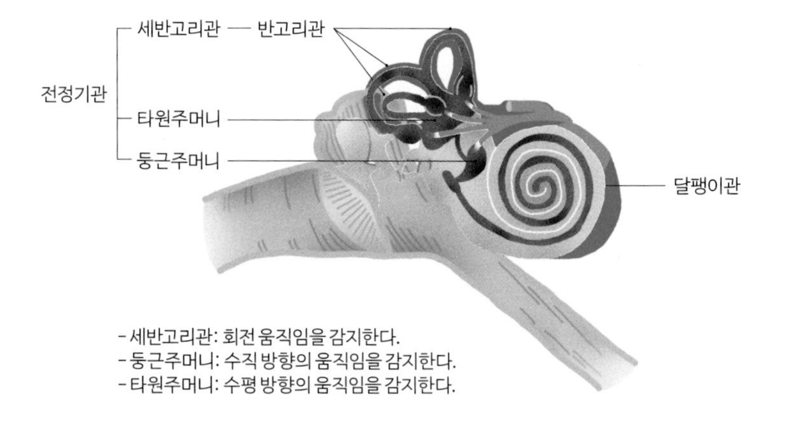

이석증은 왜 생기는 것일까? 귀 깊은 곳에는 균형 유지에 도움을 주는 이석이 있다. 칼슘 결정체인 이석이 원래 위치에서 떨어져 나와 회전을 담당하는 반고리관에 들어가게 되면 극심한 어지럼증이 발생하게 된다. 우리가 머리를 움직일 때 반고리관 내부로 들어간 이석이 돌아다니는 바람에 내림프액의 비정상적인 흐름이 유발되기 때문이다.

이석이 떨어지는 이유는 크게 세 가지다. 첫째, 교통사고처럼 강한 충격을 받아서 떨어져 나오는 경우다. 둘째, 전정신경염, 메니에르병, 돌발성 난청과 같은 내이 질환으로 오는 경우다. 셋째, 노화로 이석이 불완전하게 형성되어 골다공증처럼 이석의 결합력이 약해져 떨어지는 경우다. 나이가 들면서 귀로 가는 영양 공급, 혈액순환이 부족하게 되어 불량한 이석이 계속 만들어지고, 불량한 이석은 제대로 붙어 있지 못하여 자꾸 떨어지는 것이다.

이석증에 관한 연구를 보면, 10대 이전에는 이석증이 거의 없다고 보고된다. 어릴 때는 이석이 건강하고 제자리에 단단하게 잘 붙어 있기 때문이다. 물론 전 연령대에서 이석증이 발생하지만, 아무래도 이석은 노화로 생긴 질환이기에 50대 이상 환자들이 많다. 그중에서도 갱년기 여성의 이석증 환자 비율이 높다. 갱년기를 기점으로 체력이 급격하게 떨어지기 때문이다. 또한 원래 이석증을 앓았던 경우에는 주기가 짧아져서 몇 달에 한 번, 심하면 하루에도 몇 번씩 어지러워서 기진맥진한 상태로 내원하는 경우가 많다.

이석증은 한 번 발병하면 완전히 낫지 않는다. 이석증으로 어지러우면 급하게 응급실을 찾게 되는데, 응급실에서는 수액 주사를 놓거나 어지럼증을 억제하는 진토제, 안정제 등을 처방받는다. 또한 이석을 원래 자리에 되돌려 놓는 애플리 수기법을 한다. 애플리 수기법으로 이석이 제자리로 들어가게 되면 어지럼증이 즉시 사라지지만 이후 잔여 어지럼이 남아 힘들어하기도 한다. 미세한 잔여 어지럼증은

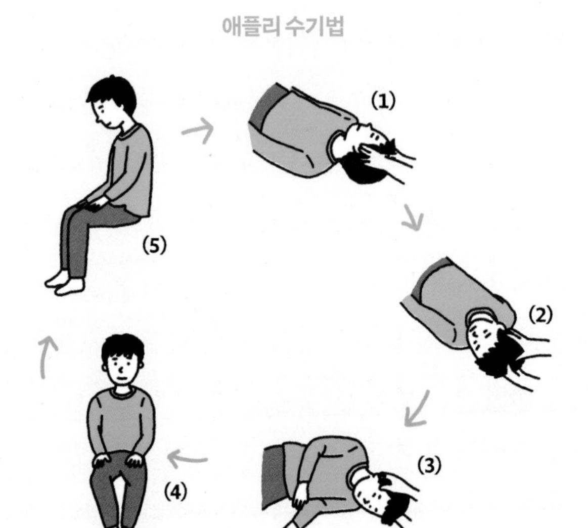

(1) 아픈 쪽으로 45도 고개를 돌린 후 똑바로 눕히고, 등에 베개를 받쳐서 고개가 20도 정도 들리게 한다.
(2) 고개를 반대로 90도 회전시킨다.
(3) 고개와 몸의 각도를 유지한 채 고개를 반대 방향으로 90도 회전시킨다.
(4) 환자를 옆으로 일어나게 하고 앉으면서 정면을 바라보게 한다.
(5) 각 동작을 30초간 지속하고 안진이 없어질 때까지 유지하며, 2~3회 정도 반복한다.

기존의 약물치료로는 잘 낫지 않는다. 만성적으로 이석증이 재발하게 되면 애플리 수기법으로도 치료 효과가 떨어지고, 약을 먹어도 어지럼증이 억제되지 않는다. 근본적인 치료가 이뤄지지 않았기 때문이다.

결국 이석증이 재발하지 않으려면, 이석을 건강한 모양으로 만들어 제자리에 잘 붙어 있게 해야 한다. 그러려면 이석의 생성 단계부터 필요한 영양이 잘 공급되도록 몸을 회복시키는 치료가 필요하다. 부족한 기운을 채우는 한약과 때로는 공진단으로 체력을 끌어올리고, 침과 약침으로 귀에 혈액순환을 돕고 영양을 공급해야 한다.

한의학에서는 '담(痰)'을 어지럼증이 생기는 중요한 원인으로 본다. 담은 인체의 기혈이 순조롭게 운행되지 않아서 장부의 진액이 일정 부위에 몰려 생긴 비정상적인 물질이다. 질병 때문에 생기기도 하고 반대로 담이 병을 일으키기도 한다. 예를 들어 기허(氣虛)[4]나 허혈(虛血)[5]로 화(火)가 발생하여 어지럼증이 생기는 경우다. 그래서 한의학에서는 담을 없애고 기허나 허혈 상태인 몸을 정상적으로 만들면서 어지럼증을 치료한다.

환자들에게 이석증이 처음 발생했을 때의 상황을 물어보면, 대부분 신경 쓰는 일이 많았거나 과로나 불면증에 시달린 직후라고 말한

4 기의 생성이 부족하거나 너무 과하게 소모되어 기력이 떨어진 상태

5 조직이나 장기에 산소가 공급되기 위해 꼭 필요한 혈류가 상대적으로나 절대적으로 부족한 상태

다. 담음이나 허화(虛火)[6]가 생길 수밖에 없는 상황이다. 따라서 본원에서는 애플리 수기법으로 극심한 어지럼증에 일단 조치를 취하고, 몸의 근본을 바로 세우는 한약치료와 교정치료로 이석증의 재발을 막는다.

이석증을 앓았거나 앓고 있는 사람들이 일상생활을 할 때 지켜야 할 것이 있다. 갑자기 자세를 바꾸거나 고개를 휙휙 돌리지 말아야 한다. 귀를 과도하게 후비거나 충격을 주지 않도록 주의하는 것도 필요하다. 또한 이석증 환자들은 전정기관이 약해졌기 때문에 회전성 운동이나 과격한 운동, 그리고 빙글빙글 도는 놀이기구를 타는 것도 위험할 수 있다. 요가나 운동을 할 때도 머리를 거꾸로 하는 자세는 피하는 게 좋다. 이석증은 체력 싸움이다. 모든 질환이 그렇지만 특히 이석증은 잘 먹고, 잘 쉬어야 한다. '어지럽다'라는 것은 내 몸이 힘들다는 것을 강하게 알리는 신호다. 따라서 과로하지 않고 스트레스를 피하며 몸을 아껴야 한다.

6 체액 부족으로 생기는 비정상적인 열감

메니에르, 또 어지러울까 봐 불안해요

어지럼증이 재발할수록 강도는 심해지고 횟수도 잦아져 점차 일상적인 생활이 힘들어진다. 언제, 어디서 또 어지러울까 봐 불안한 마음에 외출마저 힘들다. 여행은 꿈도 꿀 수 없으며 회사를 그만두는 상황이 오기도 한다. 평범했던 일상이 송두리째 무너지고 하루하루 불안감에 마음 졸이며 살게 된다. 설상가상 어지럼증은 눈에 보이는 고통이 아니기에 환자는 심리적으로 더 위축된다.

손재은(36세, 여) 님은 엄청난 스트레스를 받은 뒤 어지럼증이 발생했다고 한다. 심할 때는 세상이 빙글빙글 도는 것 같고, 가라앉은 후에도 마치 구름 위로 둥둥 떠다니는 느낌이라고 했다. 머리도 항상 무겁고 고개를 돌릴 때마다 아찔했으며, 귀에서 계속 심장 뛰는 소리가 들리는 등 일상이 무너지고 있었다. 전형적인 귀로 인한 어지럼증이다. 귀 질환 중에서도 심한 어지럼은 물론이고 난청, 이명, 이충만감까지 모두 나타나는 '메니에르'다.

메니에르 진단 기준

첫째, 20분 이상 12시간 이하의 지속 시간을 가진 발작성 어지럼증이 2회 이상 나타나고
둘째, 청력검사에서 저주파수 대역이나 중간 주파수 대역의 난청이 확인되며
셋째, 난청이 있는 쪽의 귀에서 이명 또는 이충만감 증상이 변동되어 나타나고
넷째, 다른 원인을 배제할 수 있을 때 메니에르로 진단할 수 있다.

급성 현기증을 일으키는 대표적 내이질환인 메니에르는 아직 병리와 생리 기전이 정확하게 밝혀지지 않았다. 대체로 내림프액의 흡수 장애로 내림프 수종이 생겨 발병하거나 알레르기가 원인이라고 본다. 이 외에도 혈액순환 장애, 바이러스성 감염, 갑상선기능 저하증 등도 원인으로 보고 있다. 또한 메니에르 증상 발작은 과로 및 스트레스와 연관성을 보인다. 특히 여성의 경우 생리 주기와 관계가 있다는 임상실험 결과도 있다. 이를 통해 스트레스 호르몬과 여성호르몬이 메니에르 발병에 중요한 작용을 하는 것으로 추측하기도 한다.

발병 초기의 메니에르는 낮은 주파수대에서 난청이 나타난다. 이후 점차 병이 진행되면서 고음역에서도 청력이 떨어진다. 드물지만

고음역에서 먼저 청력 저하가 시작되기도 한다. 난청은 메니에르의 가장 흔한 증상인데 초기에는 한쪽 귀에만 나타나고, 병이 진행되면 20~50% 정도의 환자에게 양쪽 귀에서 증상이 나타난다. 메니에르 증상 중 특히 두드러지고 환자에게 직접적인 고통을 주는 것이 바로 어지럼증이다. 회전성 어지럼증이 심하고 오심과 구토를 동반한다. 어지럼증이 지속되는 시간은 짧게는 20~30분, 심하면 수 시간 이어지기도 한다.

이런 어지럼증을 몇 번 겪다 보면 누구나 불안해질 수밖에 없다. 불안감이 극심해지면 몸으로도 증상이 드러나는데, 가슴이 두근거리고 자기도 모르게 한숨이 나온다. 그런데 정작 필요한 숨은 잘 안 쉬어지는 느낌이 든다. 그러다 보니 잠도 제대로 잘 수 없어 수면이 완전히 엉망이 되어버린다. 재은 님도 마찬가지였다. 그렇게 먹는 것도 자는 것도 부족해지니 몸은 당연히 더 나빠졌고 결국 회사도 그만두게 되었다. 이비인후과, 신경과, 내분비학과, 정신건강의학과 등 유명하거나 잘한다는 병원은 모두 찾아다녔지만 전혀 낫지 않았다.

이석증이나 메니에르, 전정신경염은 결국 우리 몸에서 균형을 담당하는 곳인 전정기관이 튼튼해져야 치료가 된다. 전정기관이 튼튼해지려면 귀가 튼튼해져야 하고 귀가 튼튼해지려면 몸이 튼튼해져야 한다. 그래야 어지럼증이 없어지고 재발이 안 된다. 재은 님은 위장맥, 비장맥, 간맥이 특히 약해져 있어 활청보담탕이란 한약을 처방했다. 활청외치요법도 24회 진행하였다. 귀에 영양을 충분히 공급하게 돕는 약침도 놓았다. 머리로 가는 압력을 낮추면서 귀로 가는 혈액순환이 잘되도록 침치료와 경추, 척추교정을 병행했다. 치료 초반 얼마 동안은 계속 어지러워했다. 그러나 한 달이 지나자 어지러운 증상에서 서서히 벗어났고 3개월이 지나자 아주 약한 강도의 어지럼증이 드물게 잠깐씩 있을 뿐이었다. 재은 님은 8개월이 지난 지금까지 재발하지 않고 있다. 복용하던 신경안정제와 진토제는 치료 2주차부터 끊었으며 점차 숙면할 수 있게 되었다. 또한 불안, 가슴 답답함, 귀 먹먹함, 박동성 이명, 소화불량까지 사라졌다.

메니에르, 저염식 식단으로 치료될까?

예전에는 메니에르를 메니에르 증후군이라고 불렀다. 병명에 '특발성'이나 '증후군'이 들어가면, 증상은 있지만 특정 원인을 단순하게 규명하기 어려운 질환이란 뜻이다. 현재까지 메니에르는 내림프 수종이 주된 원인이라고 가장 많이 보고되고 있다. 따라서 부종을 빼는 데 도움이 되도록 저염식 식단을 권하고 있다.

하지만 저염식을 꾸준히 한다고 해서 메니에르가 낫는다고 말하기는 어렵다. 사실 극단적인 저염식은 급격한 어지럼증이 발병했을 때만 해도 된다. 그때는 어차피 아무것도 잘 못 먹는 상태이기에 죽이나 미음 정도도 겨우 먹을 것이다. 저염식과 함께 이뇨제, 베타히스틴 같은 림프액 수종을 해결하기 위한 약물을 같이 먹어도 치료가 되는 경우가 많지 않다. 우리 몸은 건강을 위해 적당한 양의 소금을 섭취해야 한다. 그런데 엄격한 저염식을 계속하면 전해질의 균형이 깨지면서 오히려 이명, 난청, 귀 먹먹함, 어지럼증 등이 심해질 수 있다. 실제 연구논문에서도 극단적 저염식으로 일어난 전해질 불균형 때문에 환자 상태가 더 심각해지는 경우가 보고되었다.

한의학에서는 몸에 소금기가 너무 없을 경우에 신허(腎虛)[7]상태가 된다고 본다. 한의학에서 신장은 우리 몸의 근본적인 힘, 즉 저장 가능한 에너지를 의미한다. 신장은 귀와도 밀접한 관계를 맺고 있다. 그래서 신장이 허해지면 이명난청뿐만 아니라 모든 질병의 회복이 더뎌진다. 따라서 싱겁게 먹는 것보다 잘 먹는 것이 중요하다.

메니에르 환자는 '저염식이 좋다.' '저염식이 나쁘다.'보다는 '현재 내 몸에 저염식이 필요한가, 아닌가?'라는 질문을 해야 한다. 하루에 소금 2~5g을 기준으로 식단의 염도를 다양하게 조절해 보고 염도에 따라 컨디션이 어떻게 달라지는지 꼼꼼히 점검하자. 저염식으로 인해 팔다리에 힘이 풀리고 기운이 없다면, 증상이 사라질 때까지 소금의 양을 늘려가야 한다. 반대로 염분이 과했다면 바나나, 배, 키위, 브로콜리, 감자, 검은콩 등 칼륨이 많은 식품을 섭취해 나트륨을 배출해야 한다.

메니에르는 난치성 질환인 만큼 몸 전체를 살펴봐야 치료될 수 있다. 한의학에서는 메니에르의 원인으로 비위맥과 신장맥이 가장 큰 연관이 있다고 한다. 실제로 메니에르로 내원하는 환자들의 맥을 보

7 신장의 정기가 부족해진 증상

면, 우리 몸의 물, 즉 체액의 순환에 관여하는 장부의 맥 모양이 좋지 않다. 또 체열 사진을 보면 신체 중앙선을 기준으로 좌우 체열 분포가 불균형하며, 경추가 틀어져 있다. 이런 환자의 경우 경추를 교정하고 뇌 후두부에 적절한 심부온열 자극을 주는 것만으로도 메니에르로 인한 증상이 완화된다.

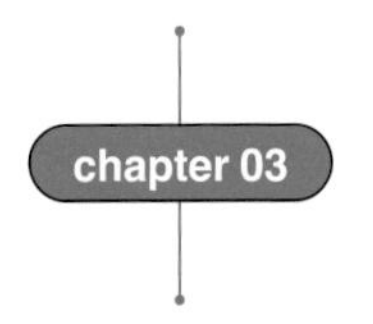

어지럼증이 유발되는 질환

귀의 질환은 병리적인 증상이 사슬처럼 연결되어 일상을 무너뜨리는 경우가 많다. 정희경(46세, 여) 님은 2년 전 돌발성 난청과 이석증이 함께 발병했다. 그때부터 이명도 생겼다. 한 달 전부터는 집안에서도 걸어 다니기 힘들 정도로 어지럼증이 심해져 본원을 찾아왔다. 왼쪽 귀로는 소리를 거의 듣지 못하는 희경 님은 다른 이명 환자들처럼 불면증까지 있었다. 미세청력검사 결과 왼쪽 귀의 청력이 전반적인 음역대에서 저하되어 있었다. 스테로이드 치료와 혈액순환개선제를 먹으며 3개월을 기다리다 더는 방법이 없다는 의사의 말에 낙담했다. 3개월을 별도의 조치없이 힘들게 견디기만 한 것이다. 돌발성 난청과 이석증이 발병했을 때 체력이 받쳐주지 못했기 때문에 회복이 안 되고 이명도 악화된 것이다. 이명이 있으니 수면의 질은 자연히 나빠졌다.

맥진검사 결과 혈허(血虛)로 인한 허화(虛火)가 보였다. 결과를 토대로 3개월 동안 한약치료, 활청외치요법, 소리재활치료를 진행했다. 자양강장제인 녹용으로 체력을 끌어올리고, 막힌 신경을 뚫어주고 재생 효능이 있는 사향 성분이 들어간 활청공진단을 함께 복용하도록 했다. 점점 청력이 좋아지더니 3개월 차에는 이명도 사라지고 어지럼증도 소멸하였다. 당연히 잠도 잘 자게 되었다.

돌발성 난청과 이석증이 함께 발생한 경우엔 가능한 빨리 치료받아야 한다. 희경 님은 돌발성 난청의 골든타임이 한참 지난 뒤에 내원한 데다 이석증으로 인한 어지럼증까지 있어 기운도 쇠약해져 있었다. 회복 속도가 더딜 수밖에 없었지만, 체력이 올라오면서 복잡한 증상들이 차근차근 잘 회복되었다. 활청치료시스템으로 양한방 치료를 병행할 때 돌발성 난청과 이석증과 같이 사슬처럼 묶인 병리적 상황에서도 치료의 완성도가 높아진다(활청치료시스템에 대해서는 PART. 5에서 자세히 다루고 있다). 싹을 잘라냈지만 뿌리를 뽑지 않으면 어느새 또 자라는 풀처럼, 질환이 여러 형태로 재발되는 경우가 많다. 근본적인 치료가 필요한 이유다.

이명난청과 어지럼증이 함께 있을 경우 이명과 난청을 먼저 치료해야 할지 어지럼증을 먼저 치료해야 할지 묻는 환자들이 있다. 어지럼증의 강도와 빈도부터 확연하게 줄여 환자의 상태를 안정시키는 것이 먼저다. 어지럼증은 일상생활에도 지장이 크고, 그 자체가 환자의 불안중추를 자극하여 이명을 악화시키기 때문이다.

어지럼증이 유발되는 다빈도 질환

이석증

우리 귀(속귀)의 문제, 즉 전정기관에 생기는 질환이다. 내이에서 떨어져 나온 이석이 몸의 회전을 감지하는 세반고리관을 자극하면서 빙글빙글 도는 회전성 어지럼증이 나타난다. 회전성 어지럼증은 자세의 변화에 따라 반복적으로 나타나는 것이 특징이다. 특정 자세를 취할 때 어지럼증을 더 심하게 느낀다. 오심이나 구토, 두통, 가슴 두근거림, 식은땀 등 자율신경계 자극 증상이 동반되기도 한다.

전정신경염

내이에 있는 전정신경에 바이러스 감염으로 인한 염증이 생기는 질환이다. 굉장히 심한 회전성 어지럼증과 구역, 구토가 수 시간 동안, 길게는 하루 이상 지속된다. 눈 떨림이 동반되고, 눈을 감거나 염증이 발생하지 않은 쪽의 귀를 바닥에 대고 누우면 증상이 완화되는 것이 특징이다. 어지럼증을 유발하는 특정한 자세가 없고 머리를 움직일 때마다 어지럼이 발생하는 것으로 이석증과 구별된다. 감기를 앓고 난 다음에 발병하는 경우가 많다.

메니에르

귓속 달팽이관 안에 있는 내림프액의 생성과 흡수 과정에 이상이 생겨 발생하는 질환이다. 귀 내부 압력이 비정상적으로 높아지면서 어지럼증을 유발한다. 유전적인 요인이나 세균·바이러스 감염, 머리에 입은 외상 등에 영향을 받는 것으로 알려져 있다. 심한 어지럼증이 때와 장소를 가리지 않고 발작적으로 나타나는 것이 특징이다. 대부분 난청이나 이명, 이충만감을 동반한다. 메니에르병의 어지럼증은 대부분 발작성으로 나타나며 빙빙 도는 듯한 회전성 어지럼증이 20분 이상 지속되는 경우가 많다. 이때 속이 울렁거리는 오심 증상이나 구토를 동반하기도 하고, 이명, 난청, 이충만감 등의 청각 증상이 전조 증상으로 나타나는 경우도 종종 있다. 한번 발생하면 길게는 5~6년간 증상이 반복적으로 재발하기 때문에 지속적인 관리가 필요하다. 메니에르는 머리 움직임과 상관없이 어지럼증이 나타나는 특징이 있어 이석증이나 전정신경염과 구별된다. 또한 다른 말초성 어지럼증보다 치료 예후가 좋지 않고, 병이 진행되면서 청력이 계속 나빠지기 때문에 빨리 치료해야 한다.

뇌경색

뇌의 이상으로 인해 발생하는 중추성 어지럼증은 뇌 중에서도 특히 '뇌간' 또는 '소뇌'라는 곳에 허혈이나 경색 등의 문제가 있을 때 나타날 수 있다. 뇌경색으로 인한 어지럼증은 갑자기 빙빙 도는 회전성 어지럼증보다는 어질어질한 느낌으로 시작하는 비회전성 어지러움이 많다. 말이 어눌해지거나 심한 두통이 생기고, 제대로 걷지 못하는 증상을 보인다. 물체가 두 개로 보이거나 한쪽 시야가 보이지 않는 뇌신경학적 증상을 동반하기도 한다. 뇌경색 등 중추성 어지럼증은 말초성 어지럼증보다 증상이 완화되는 데 시간이 더 걸리고 후유증을 남기므로 신속하게 병원을 찾아야 한다.

뇌경색이 생긴 부위에 따라 증상이 다르게 나타나기도 한다. 신체 균형을 담당하는 소뇌에 뇌경색이 생기면 균형을 잘 잡지 못해 한쪽으로 쏠리면서 넘어지는 증상을 보인다. 외측연수 뇌경색은 특히 주의해야 할 질환이다. 소뇌 앞에 위치하는 연수(숨골)는 뇌간에서 가장 아래에 있고 척수와 연결되는 신경조직이다. 외측연수 뇌경색은 말초성 어지럼증과 유사한 단순 어지럼증으로 나타나기 때문에 방치하기 쉽다. 하지만 숨 쉬는 것과 관련된 뇌 부위에 생긴 문제가 원인이므로

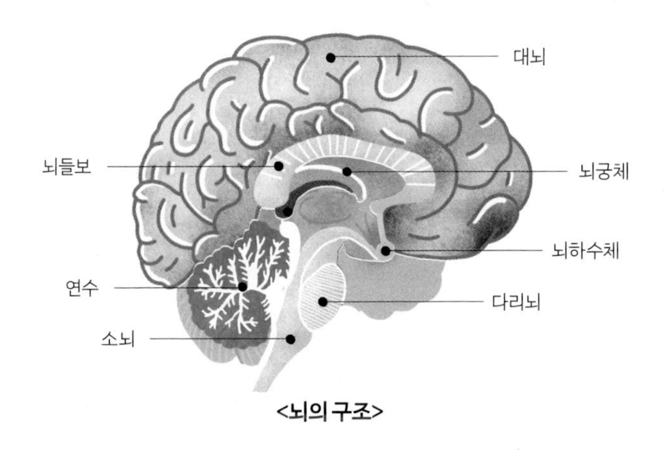

<뇌의 구조>

자칫 치료 시기를 놓치면 잠을 자다가 호흡 곤란으로 사망하는 경우도 있어 주의가 필요하다. 나이가 많고 평소 고혈압이나 당뇨병, 심장질환과 같은 중풍 위험인자를 가지고 있는 사람이 갑자기 어지럼증을 호소한다면 뇌 문제로 인한 어지럼증이 아닌지 꼭 확인이 필요하다.

기립성저혈압

실신성 어지럼증을 일으키는 대표적인 질환이다. 갑자기 일어나거나 장시간 서 있을 때, 하반신에 몰린 혈액이 심장이나 뇌로 제때 전달되지 못해 생긴다. 갑자기 정신이 아득해지는 어지럼증과 함께 시야가 흐려지는 증상이 나타나는 것이 특징이다. 심하면 실신으로 이어진다. 특히 노인이 실신하는 경우의 3분의 1을 차지할 만큼 흔하므로 노년층에서 각별히 주의해야 한다. 기립성저혈압으로 인한 어지럼증은 갑자기 일어나거나 서는 행동을 하지 않도록 주의해야 한다. 누운 자세에서 천천히 앉은 다음, 시간을 두어 천천히 일어나도록 한다.

혈압강하제, 신경안정제, 항생제, 항파킨슨제, 혈관확장제와 같은 약물도 어지럼증을 유발할 수 있다. 고령일 경우 전정 기능이 노화되면서 혈액순환 문제, 혈압조절의 장애 등으로 여러 가지 약을 복용하다 보니 다양한 원인이 복합되어 어지럼증 치료의 난이도가 높아진다. 그렇기에 어지럼증 일어나면 무엇보다 먼저 환자들이 복용 중인 약들을 꼼꼼히 확인하여 조정할 필요가 있다.

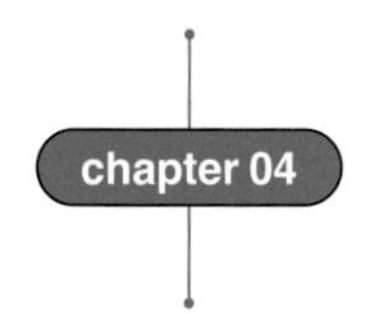

이관장애, 귀가 먹먹하고 꽉 막힌 느낌

비행기 이착륙 때나 빠른 속도의 엘리베이터를 탈 때 귀가 먹먹해지는 느낌을 누구나 한두 번은 경험해 보았을 것이다. 만약 이러한 느낌이 24시간, 몇 날 며칠, 혹은 몇 달 동안 지속된다면 불편할 것이다. 귀 먹먹함, 귀에 무엇인가 차 있거나 막힌 듯한 느낌, 상대방의 말이 울려서 들리거나 자신의 목소리조차 제대로 들리지 않는다면 일상생활에 방해가 된다. 자신의 목소리가 어느 정도 큰지 감을 잡을 수 없어 대화하기에 불편하고 말을 할 때마다 울려서 들리는 목소리가 귀에 자극을 주기에 결국 말하기 자체가 꺼려지게 된다. 그뿐만 아니라 바람 소리 같은 이명이 들리기도 한다. 이런 증상을 호소하는 환자들은 실제로 청력이 정상인데도 잘 들리지 않는다고 말한다.

먹먹함과 답답함을 어떻게든 풀어보려고 마사지도 받고, 고개를 이리저리 돌려보며 침을 삼키거나 억지로 하품도 해본다. 또 발살바와 프렌젤[8]을 하고 이퀄라이징[9]을 시도해보기도 한다. 하지만 이런 노력은 잠깐 귀를 뚫리게는 할 수 있으나 증상이 사라지지는 않는다.

귀 먹먹함과 귀 막힘은 이관에 장애가 생겨서 나타나는 질환이다. 이관(귀인두관, 유스타키오관)은 귀 안에 있는 가느다란 관으로, 중이강(고실: 가운데 귀의 일부로 외이와 내이 사이의 공간)과 비인강(코 뒤쪽 부분, 목젖 뒤의 공간)을 연결하는 통로다. 평소에는 닫혀 있다가 하품하거나 침을 꿀꺽

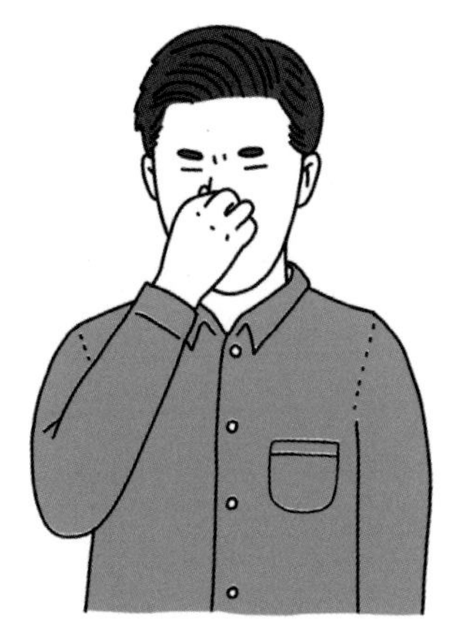

<발살바법>

코와 입을 막은 상태에서 배에 힘을 주면서 강하게 숨을 내쉰다.

8 목과 혀의 움직임을 이용하여 입안의 공기를 부비강과 양쪽 귀로 보내는 방법으로 혀 가장자리를 윗니들에 가지런히 맞춘 다음 코를 손으로 살짝 잡는다. 혀에 약간 힘을 주면서 올리는데, 공기를 위쪽으로(코로) 밀어 올리는 느낌이어야 한다. 이때 공기가 목구멍으로 지나가지 않도록 기도는 막혀야 한다. 콧망울이 부풀어 오르고 귀에 공기가 들어가는 게 느껴지면 성공이다.

9 압력 평형. 부비동을 이용하여 귀의 압력을 맞추는 활동

삼킬 때 잠깐씩 열린다. 즉, 자율신경계에 의해 여닫으며 외부와 체내의 기압 차를 조절하는 기능을 한다. 또한 닫혀 있을 때는 고막의 진동을 안정화해 소리를 잘 들을 수 있도록 해준다. 비강으로부터 이물질이 들어와 귀 안으로 역류하지 못하도록 막는 밸브 역할도 한다. 그런데 어떤 원인으로 이관이 본연의 기능을 수행하지 못하면 귀 먹먹함, 귀 막힘, 자성강청, 이명 같은 증상이 생기는 것이다.

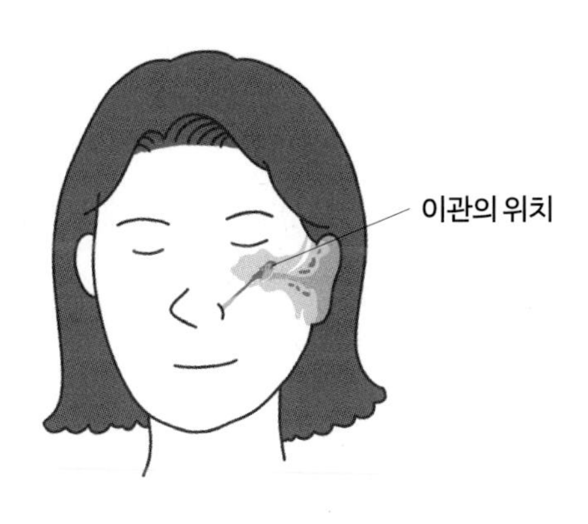

이관장애로 인한 질환은 이관이 막혀버린 이관폐쇄증(이관협착증)과 이관이 열려있는 이관개방증으로 나눌 수 있다. 두 질환 모두 일반적으로 돌발성 난청이나 급성 저음역대 난청, 메니에르 등의 내이 질환과 동반되어 나타날 때가 많다. 과도한 스트레스를 받거나, 생활리듬이 깨졌을 때, 체력이 급격하게 떨어졌을 때 그리고 평소 귀가 약하거나 비염, 축농증 등을 앓았거나 앓고 있는 사람들에게 많이 발생한다. 이관폐쇄증과 이관개방증 환자 모두 맥을 보면 자율 반사의 생리적 조절 기능이 저하되어 자율신경 불균형이 심하다. 또한 두 질환 모두 귀 먹먹함과 자성강청 증상을 동반한다. 다만 자성강청의 정도는 이관개방증이 훨씬 크다.

이관이 닫혀야 할 때 닫히지 못하고 열려있으면 코나 입을 통해 들어온 공기나 소리가 아무런 제재 없이 이관으로 들어가 자신이 말하는 소리도 크게 울려서 들린다. 증상이 나타난 쪽의 귀가 바닥에 닿도록 옆으로 누웠을 때 증상이 호전된다면 이관개방증일 가능성이 크다. 이관개방증은 보통 임신, 경구피임약 복용 등으로 인한 호르몬 변화, 다이어트로 인한 급격한 체중감소, 역류성 식도염 등의 위장 장애, 스트레스와 과도한 긴장 등이 원인으로 알려져 있다. 이명 환자 중 많은 수가 이관개방증을 함께 앓는다. 이관개방증 자체가 이명을 유발하기 때문이다. 주로 귓속에서 바람 소리가 들리는 데, 이관개방증이 귀의 기능이 떨어져서 생기는 질환이다 보니 청력 저하도 나타나며, 여러 질환의 연결고리가 되기도 한다.

이관폐쇄증은 기능적, 기계적 두 가지 원인으로 나누어 설명할 수 있다. 기능적 이관폐쇄증은 어린이에게서 많이 볼 수 있다. 이관을 구성하는 연골이나 이관 주변 근육 발달이 미숙해서 이관의 여닫이가 잘 안되기 때문이다. 즉, 닫힘 현상으로 생기 것으로 어린이들이 중이염에 많이 걸리는 이유이기도 하다. 이러한 증상은 성장하면서 점점 개선된다. 기계적 이관폐쇄증은 반복되는 알레르기, 잦은 감기나 비염, 심한 축농증 등을 가진 사람에게서 많이 발생한다. 이관 점막의 염증이 반복되면서 점막이 자꾸 상하고, 손상된 점막이 서로 달라붙어서 열리지 않기 때문에 생긴다. 이관은 열렸다 닫히면서 기압 조절을 할 뿐만 아니라, 귀를 환기하여 분비물들을 청소해줘야 한다. 그런데 이관이 막히면 고실에 음압이 발생해서 고막이 안으로 꺼지게 된다. 당연히 고막의 움직임이 원활하지 않아 귀가 막힌 듯한 증상이 나타나는 것이다. 그리고 중이염, 인두염, 편도염, 비염, 축농증 등으로 진행되기 쉽다.

이관폐쇄증이나 이관개방증 모두 임상에서는 이관통기침법으로 치료한다. 이관통기침법은 이관과 연관된 근육과 자율신경절을 침으로 직접 자극하는 치료다. 이를 위해 입천장의 부드러운 연구개 부분에 직접 침을 놓는다. 또한 염증이 반복되는 악순환을 끊기 위해서는 귀와 코를 함께 치료한다. 그래서 본원에서는 활청치료와 이관통기침법 외에 코의 염증을 제거하고 점막을 재생시키는 치료와 비강 교정술을 병행한다. 이명이나 청력 저하를 동반하는 환자에게는 소리재활치료도 함께 한다. 이관협착증과 이관개방증은 모두 이관의 자율신경조절에 문제가 생긴 것으로 소염제나 항생제는 근본적인 치료에 도움이 되지 않는다. 이관 주위의 점막을 직접 건드려주는 이관통기침법뿐만 아니라 이관이 위치하는 상인두의 점막을 자극해주는 치료, 미주신경의 인두 가지를 자극해주는 치료, 소리재활치료, 신체 회복력과 순환력을 높여 주는 한약 치료를 함께 진행하면 빠르고 깔끔하게 회복할 수 있다.

Q&A

Q1. 귀가 먹먹하고 막힌 것 같아요. 이건 어떤 질환인가요?

이관기능 장애입니다. 이관이란 귀와 코를 연결하는 가느다란 관으로 한쪽 끝은 귀 안으로, 반대쪽 끝은 코 안쪽의 상인두 부분과 연결되어 있습니다. 이 이관은 평소에는 닫혀 있다가 침을 삼키거나 하품할 때, 껌을 씹을 때 열려 고막 안쪽과 바깥쪽의 기압을 똑같이 유지해주는 역할을 합니다. 또 분비물이나 감염 때문에 생긴 찌꺼기들을 배출하기도 합니다. 이런 기능이 고장 나면서 귀가 먹먹하고 막히는 증상이 나타나는데 이를 이관기능 장애라고 부릅니다. 이렇게 이관기능 장애가 있는 분들은 귀 먹먹 증상 외에도 침을 삼킬 때 딸깍 소리가 난다거나, 물속에서 소리를 듣고 있는 것 같은 증상들도 있습니다.

Q2. 이관기능 장애는 어떻게 치료해야 하나요?

이관협착증과 이관개방증 모두 이관의 자율신경 조절에 문제가 생긴 것입니다. 따라서 단순히 이관과 귀의 문제가 아니라 몸 전체와 연관하여 치료해야 합니다. 이관 주변의 근육을 자극하는 침치료뿐 아니라 이관이 위치하는 상인두 점막을 자극해주는 치료와 함께 자율신경기능 회복을 위한 한약 치료가 필요합니다.

특히 이관협착증은 점막이 부어서 생긴 경우가 많습니다. 이때 비염 증상이 있는 환자는 이관 입구까지 부기를 빼야 합니다. 또 이관 주변 근육이 움직여야 이관이 열리고, 닫히는 운동을 제대로 할 수 있기에 입천장을 통해서 근육에 직접 침을 놓습니다. 이런 반복 치료를 통해 부기를 빼어 이관이 뚫리면 귀 먹먹함, 귀 막힘 증상이 차차 좋아집니다.

Q&A

간혹 귀 먹먹함으로 내원하는 환자 중에는 늘 더부룩하고 소화가 잘 안되며, 잘 체하는 분들도 많습니다. 자율신경조절이 원활하지 않을 때 소화기관이 같이 고장 나는 경우가 많기 때문입니다. 이런 경우 복부 가운데를 직접적으로 흐르는 경락, 임맥을 치료합니다. 소화 기능과 미주신경 기능이 안정되면 귀 먹먹한 증상이 점차 사라집니다.

Q3. 생활 속에서 할 수 있는 이관기능 장애 관리법이 있나요?

첫째, 가장 중요한 관리로 코를 훌쩍이지 않아야 합니다. 이관개방증이 있을 때 코를 훌쩍이게 되면 이관의 공기가 비강으로 빨려 들어가고, 그러면 안쪽의 내압이 낮아져서 열려있던 이관이 닫히기도 합니다. 이관이 닫히면 전에 느꼈던 불쾌한 증상이 살짝 좋아지는 듯 느끼기에 습관적으로 코를 훌쩍이는 경우도 있습니다. 하지만 이런 행동이 반복되면 중이강에 음압이 발생하기 때문에 중이염과 같은 중이 관련 질환이 생길 우려가 있습니다.

둘째, 숙면입니다. 일정한 수면은 스트레스를 완화하고 자율신경계를 안정시키는 데 아주 중요합니다.

셋째, 코 세척입니다. 이관이 있는 상인두의 염증을 완화해 도움이 됩니다. 미온수로 세척할 것을 권합니다.

PART 4

귀가 망가진 숨겨진 이유

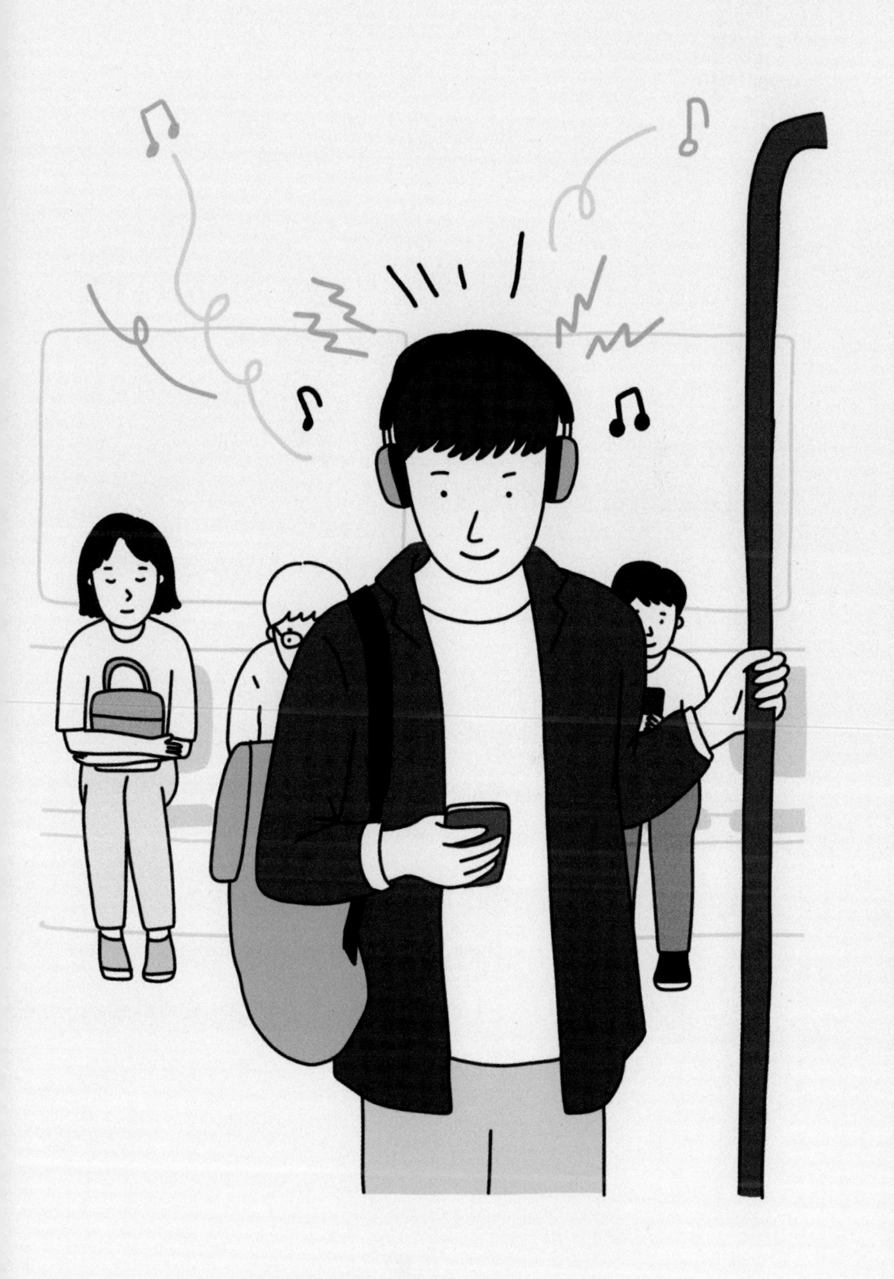

이명과 난청의 대표적인 발생기전은 앞서 살펴봤듯이 '유모세포 손상과 청각신경로의 보상기전'이다. 그런데 그 발생 기전보다 더 앞선 이유, 바로 우리 귀를 망가뜨리는 원인이 다른 곳에 숨겨져 있다. 바로 신경정신과 증상과 호흡기 질환, 그리고 턱관절과 척추의 구조적인 문제이다.

우리 몸의 모든 기관은 촘촘한 관계망으로 긴밀한 관계를 맺으며 하나의 유기체로 움직인다. 이러한 유기적 관계가 균형을 이뤄야 건강을 유지할 수 있다. 유기적 관계망에는 육체뿐 아니라 마음, 즉 정신 건강까지 포함된다. 육체 건강이 흔들리면 정신 건강도 안전할 수 없다. 반대의 경우도 마찬가지다. 마음의 병이 깊어지면 육체적 문제도 생기기 마련이다. 특히 청각기관 장애는 신경정신과 질환과 관계가 깊다. 이명이나 난청은 어느 질환보다 불안, 스트레스, 불면, 우울 등에 직접적인 영향을 끼친다. 신경정신과적 원인이 있는 환자들은 대부분 호흡과 맥박이 빠르고 근육이 뻣뻣하게 굳어있다. 또한 두통, 어지러움, 가슴 두근거림과 위장기능 교란, 빈뇨 등의 신체적 반응이 나타나고 언어사용 등에서도 불안정한 정서적 반응이 나타난다. 불안이나 긴장 등으로 인하여 수면의 질이 떨어지면 전신 무력감, 허탈감, 삶의 의욕 저하 등으로도 이어질 수도 있다. 당연히 우울한 기분이 지속되면서 흥미나 즐거움도 상실된다. 이런 상황이 되면 이명난청 약만이 아니라 항우울제, 신경안정제, 수면제 등의 약도 처방받게 된다. 정신 건강을 챙기는 것이 이명난청의 예방과 치료에도 큰 영향을 끼친다는 사실을 꼭 기억해야 한다.

비염, 중이염, 축농증 등의 호흡기 질환 역시 이명난청의 주요한 원인이 된다. 귀와 코는 기능적으로나 구조적으로도 하나의 시스템이다. 비염, 축농증 등에 의해 만성적으로 코의 기능에 이상이 있다면, 코 질환 치료도 병행하는 것이 이명난청 치료 효과를 높이는 데 필수적이다.

턱관절 장애, 경추의 뒤틀림, 허리 통증과 척추 질환도 이명난청과 관계가 깊다. 따라서 굳어있는 목과 어깨 부위를 이완시켜 경추를 통한 혈액순환을 풀어주어야 이명난청 치료 호전율도 높아진다. 목뼈에서 귀로 가는 신경길의 유착을 풀어 신경전달을 원활하게 하는 것이 중요하다. 또한 흉추를 교정하여 자율신경계 불균형을 해소하는 치료 역시 필요하다. 꼬리뼈부터 목뼈까지, 척추의 바른 정렬을 통해 뇌척수액의 흐름이 잘 돼야 림프액 순환도 원활해진다. 이러한 치료를 통해 심폐와 귀를 포함한 얼굴, 뇌까지 이어지는 호흡 구조를 건강하게 만들면 이명난청이 함께 치료된다.

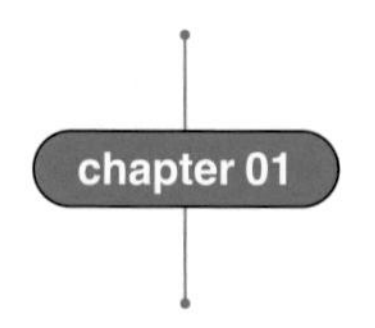

잠이 부족하면
이명난청은 멈추지 않는다

이명난청 치료의 첫 관문은 불면 치료이다. 수면 주기가 정상이냐, 그렇지 않냐에 따라 호전 속도가 결정된다. 불면이 심한 환자는 어떤 좋은 약과 치료에도 병이 깊어질 가능성이 높다. 다시 말해 잠이 부족하면 이명과 난청은 멈추지 않는다.

수면은 우리 삶에서 일정 수준 이상의 시간을 필요로 하는 중요한 생명활동이다. 그래서 때에 따라 먹는 것보다 잠이 건강에 더 중요한 요소가 되기도 한다. 잠을 제대로 자지 못하면 집중력이 떨어지고 기억력이 감퇴할 뿐 아니라 육체적 기능도 저하된다. 수면 부족이나 불면증은 귀 건강에도 치명적이다. 만약 24시간 동안 잠을 제대로 자지 못하면 판단력은 흐려지고 청각신경로는 과민해진다. 그리고 48시간 잠을 자지 못하면 대부분 귀에서 '삐'하는 소리를 듣게 된다.

하미숙(57세, 여) 님은 잠을 제대로 이루지 못하면서부터 이명이 시작된 환자다. 갱년기가 되면서 불면이 깊어지고 이명도 생겼다. 이명이 생기자 잠을 더 잘 수 없었고, 거기에 한 번씩 핑핑 도는 어지럼증도 발생했다. 갱년기 증상과 더불어 이명, 어지럼증이 겹치자 미숙 님은 신경안정제까지 처방받아 복용하고 있었다. 가뜩이나 기운이 떨어진 상태에서 신경안정제를 복용하다 보니 정신이 몽롱해지고 체력이 바닥났다. 이명난청 환자의 불면은 '혈허', 즉 정기가 부족하여 몸의 저항력과 생리적 기능이 약해진 '허증(虛證)' 상태가 많다. 따라서 이를 보충하는 한약 치료를 하면 보혈(補血) 효과가 나타나 수면 주기가 정상이 된다. 실제로 미숙 님은 한약 복용 후 몇 주 지나지 않아 불면에서 벗어났고, 한 달 만에 이명도 반 이상 줄었다.

수면장애가 이명에 치명적인 이유는 첫째, 뇌를 과민하게 만들어 이명을 더 잘 느끼게 하기 때문이다. 잠을 잘 자지 못하는 상황에서 스트레스를 받게 되면 신경이 날카로워지고 예민해져서 이명 소리도 점점 크게 들린다. 이명 소리가 신경 쓰일수록 이명이 더 많이 느껴지는 악순환이 계속되는 것이다. 둘째, 호르몬이나 신경전달물질의 문제가 생긴다. 수면 시 뇌에서 분비되는 멜라토닌(melatonin)은 인체의 수면과 각성의 리듬, 일상적 계절적 생체리듬을 조절하며 자연적인 수면을 유도한다. 또한 항산화 및 면역을 자극한다. 그런데 수면시간이 부족하면 멜라토닌 분비가 제대로 이뤄지지 않아 수면장

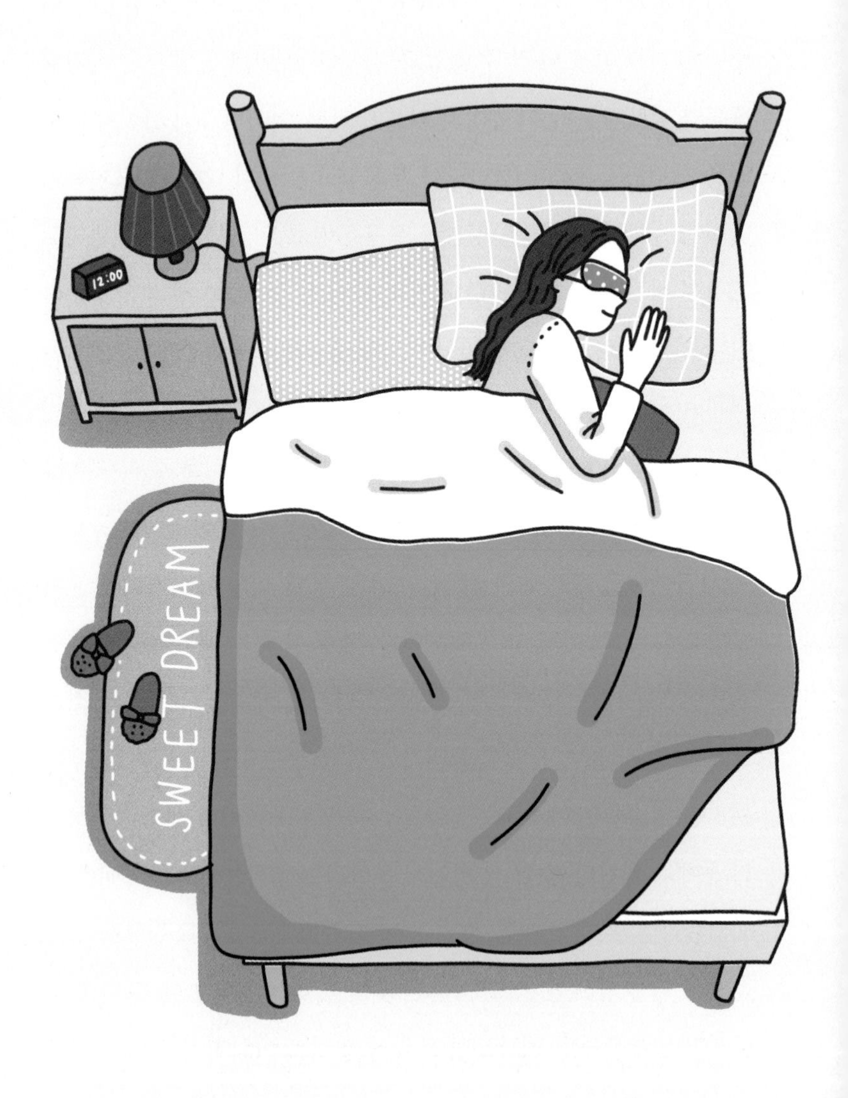
12:00
SWEET DREAM

애로 이어진다. 생체리듬 균형에 문제가 생기고 면역력도 떨어져 이명난청이 더 심해지고 전신에 악영향을 끼친다.

박병석(54세, 남) 님은 업무로 인한 심한 스트레스로 이명이 시작되었다. 발병 후 얼마 지나지 않아 이비인후과에서 스테로이드제를 2주 처방받았으나 효과가 없었다. 이명은 수시로 들렸고 컨디션이 나쁜 날엔 더욱 심했다. 그러다 심한 불면증까지 생기자 이명이 더 심해져 일상생활에 큰 지장을 받게 되었다. 병석 님은 청력검사 결과 이미 이명이 고착화되었고, 일부 주파수 구간에서는 경도난청도 보였다. 신장의 맥도 좋지 않았다. 신장의 기운이 허해지면 수면의 깊이가 얕아져, 주변 소음에 의해 이명이 가려지는 낮과 달리 이명을 상대적으로 더 크게 느낀다. 활청통이탕을 3개월 복용하고 소리재활치료, 활청외치요법을 6개월간 진행하였다. 치료프로그램이 마무리될 즈음엔 이명의 세기가 70% 가량 줄었으며 이명 소리도 고주파에서 낮은 소리로 바뀌었다. 그리고 그마저도 5분 이내로 사라져 일상생활에 지장이 없게 되었다. 무엇보다 환자가 가장 괴로워한 불면증이 사라졌으며 오장육부의 모든 맥이 정상이 되었다.

약물 수면과 자연수면

이명난청을 치료하는데 불면 치료가 꼭 필요하다고 강조하면, 환자들은 "그럼 수면제를 먹고서라도 자는 게 낫지 않냐?"고 묻는다. 수면제는 크게 병원에서 처방받을 수 있는 수면유도제와 수면제, 약국에서 구매할 수 있는 수면보조제로 나눌 수 있다. 수면보조제는 항히스타민제의 일종으로 감기약이나 콧물약을 복용하면 졸린 것처럼, 항히스타민제의 부작용인 졸음을 이용한 약물이다. 수면제는 정신건강의학과에 내원해서 진단 후에 처방받는다. 대부분은 항불안제의 일종인 벤조디아제핀 계열의 수면제와 졸피뎀과 같은 수면유도제 등이 처방된다. 이런 약들은 뇌의 흥분을 진정시키고 이완시켜 잠들게 한다. 자주 처방되는 약이지만 의존성과 금단증상이 쉽게 나타날 수 있다. 또한 항불안제의 부작용을 줄였다고 알려진 졸피뎀의 경우 두통, 어지러움 등의 증상부터 환각, 기억력 저하 등의 심각한 부작용도 나타날 수 있다.

수면유도제와 수면제를 먹고 자는 것은 약물을 이용해 억지로 자게 하는 것이다. 실제로 자연수면과 약물 수면의 뇌파 활성도는 차이가 있다. 약물 수면으로는 자연수면에서 얻을 수 있는 효과가 떨어진다는 뜻이다. 정상 수면이 이루어지지 않기 때문에 약물 수면 이후 잠에서 깨도 몽롱하고 잔 것 같지 않은 느낌이 들게 된다. 잠을 자는 동안에 우리 몸은 면역력과 회복력을 올리고 기억력을 포함한 인지 기능을 향상시킨다. 하지만 약물로 유도된 수면은 자연수면에 비해 수면의 주기가 틀어져 수면 효과가 떨어지고, 피로회복 및 기억력과 인지 기능 향상 효과 측면에서도 부족하다.

가장 중요한 것은 수면제를 절대 오남용해서는 안 된다는 것이다. 수면제 복용의 위험성을 인지한 상태에서 올바른 선택을 해야 한다.

그리고 불면이 생겼다고 바로 수면제 복용을 선택하기보다는 수면 위생이나 수면제한요법 등의 인지행동요법을 먼저 시도하고 적용해 보는 것이 중요하다.

수면 위생 개선하기

불면은 크게 두 가지로 나뉜다. 잠들기 힘들다고 표현되는 '입면 장애'와 잠에서 자주 깨는 '유지 장애'다. 불면증을 예방하고 치료할 수 있는 생활 속 관리법은 가장 먼저 수면 위생을 지키는 것이다. 수면 위생이란 잠을 자기 위한 생활습관이다. 수면 위생의 가장 기본은 정해진 시간에 자고 일어나는 것이다. 건강한 수면 사이클을 만들기 위해서는 낮잠을 자지 않아야 한다. 또한 매일 규칙적으로 운동하는 것이 좋다. 그러나 자기 직전에 운동하면 오히려 수면을 방해할 수 있다. 침실에서는 스마트폰, TV, 컴퓨터와 같은 전자기기 사용을 줄여야 한다. 공복 상태에서 자는 것도 중요하다. 카페인 음료와 음주를 피하고 적어도 잠자기 4시간 전에는 먹지 않아야 한다.

만약 수면 사이클이 쉽게 정상화되지 않는다면 강제로 만드는 방법도 있다. 바로 수면제한요법이다. 수면제한요법은 불면을 호소하는 환자들이 수면량을 채우겠다는 목적으로 침대에서 지나치게 많은 시간을 보내는 습관을 고치기 위해 만들어졌다. 잠자리에 누워 있는 시간을 최소화함으로써 불안을 줄이고 수면 욕구를 최대로 끌어올리는 것이 목표다. 수면제한요법은 졸릴 때까지 잠자리에 눕지 않는 것이다. 이때 스마트폰이나 전자기기를 사용하지 않고 독서나 명상을 하며 버틴다. 그러나 수면제한요법을 했다고 해서 아침에 늦게 일어나면 안 된다. 그렇게 되면 오히려 수면 사이클이 나빠진다. 몇 시에 잠들었든지 간에 기상 시간은 지켜야 한다. 수면제한요법으로 정상적인 수면 욕구가 채워지면 수면 리듬이 개선된다.

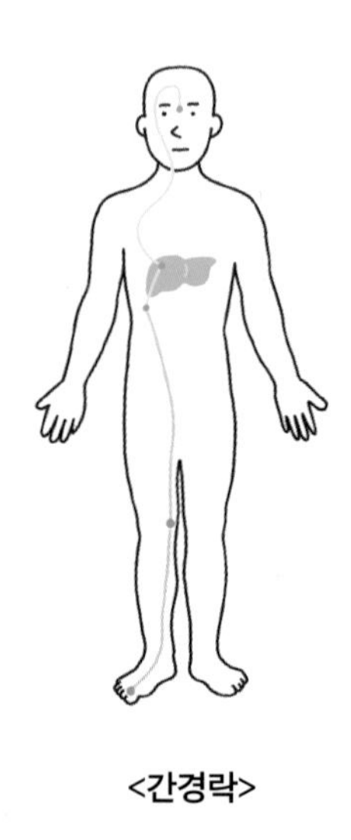

<간경락>

세 번째 방법으로는 경락을 이용한 테이핑요법이다. 불면증에는 간경맥과 담경맥의 역할이 중요하다. 한의학에서는 사람이 누워 있으면 전신의 혈액이 간에 모여들고, 일어나면 간의 혈액이 손발로 흩어진다고 본다. 그래서 간이 허한 사람들은 자주 누워 전신의 혈액을 간으로 모이게 하는 것이다. 과로나 어깨 등의 근육이 뭉쳐 혈액과 림프 순환이 제대로 되지 않아 머리로 올라가는 열이 많아지면 불면이 오게 된다. 이때 담경맥과 관련 있는 양쪽 흉쇄유돌근[10] 부위에 스포츠 테이프를 붙여주고, 간경락을 잡아주는 다리 안쪽에 테이프를 붙여주면 효과적이다. 이렇게 하면 약화된 간경락과 담경락의 순환이 원활해지면서 수면 리듬이 안정화된다.

<경락을 이용한 테이핑요법>

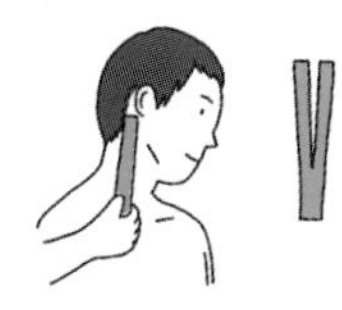

1. 붙일 근육에 테이핑을 대고 필요 길이만큼 Y자로 자른다.

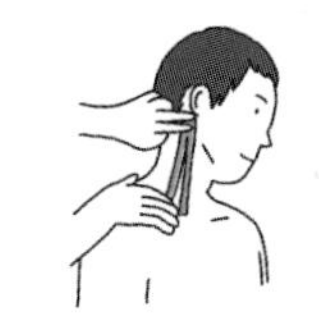

2. 시작점인 귀 뒤에 붙이고 테이프를 가볍게 올려둔다.

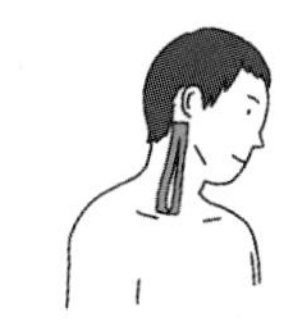

3. 고개를 옆으로 돌리고 머리를 뒤로 젖혀 근육을 최대로 늘려서 붙인다.

마지막으로 향기요법이다. 가장 대중적이고 불면에 효과적인 아로마는 라벤더이다. 라벤더는 리날릴 아세테이드, 리나올, 피넬, 리모넨, 게라니올 등의 성분이 있다. 이 중 리날릴 아세테이드는 신경을 안정시켜주고 스트레스 해소 및 불면증 예방에 탁월하다. 잠들기 전 거즈에 라벤더 한 방울을 떨어뜨려 인중에 붙이면 좋다. 임산부에게는 호르몬을 자극하는 성분이 있으니 삼가야 한다. 졸음을 일으킬 수 있으니 차 안에 두는 것은 조심한다.

10 목, 안면, 두피에 영향을 많이 미치는 근육

스트레스와 화병으로 귀가 운다

스트레스는 만병의 근원이다. 이명난청 역시 스트레스 자극에 아주 취약하다. 대부분의 이명 환자들이 큰 스트레스를 장기간 겪으면서 이명이 시작되었다고 말한다.

김정숙(44세, 여) 님은 소화불량과 화병으로 가슴이 답답해 내원했다. 그런데 상담 과정에서 이명뿐 아니라 난청까지 있음을 알았다. 이명난청을 일으키는 원인 중에 화병이 적지 않은 비중을 차지한다. 화병은 오랫동안 스트레스가 누적되다 어느 순간에 터진 것이다. 맥진도검사에선 심장의 맥이 작으면서 복잡한 형태를 보인다. 정숙 님 역시 맥이 중심선보다 위로 치우쳐있고 맥이 작고 복잡하며 맥과 맥 사이가 지저분한 삽맥(澁脈)이 심장에서 보였다. 화병으로 몸의 진액이 마른다고 표현한다. 진맥에서도 가볍게 짚으면 잘 느껴지고 세게 눌러 짚으면 잘 느껴지지 않는 부맥이 확인되었다. 심장에 부맥(浮脈)이 있으면 전형적인 화병, 스트레스가 많다는 것을 의미하고, 그로 인해 가슴이 답답하고 쉽게 피곤하며 위맥도 좋지 않다.

화병은 일반적인 우울과는 다르게 신체적 증상으로도 강하게 드러나며 분노와 억울함이 불쑥불쑥 치밀어 오르는 경우가 많다. 보통 중년 여성에게서 많이 나타나는데, 과거와 달리 최근 들어 청년들 심지어 어린 학생들에게서도 화병이 늘고 있다. 과도한 학습량, 시험에 대한 중압감, 극심해지는 취업 경쟁, 성과중심의 직장생활, 성공지상주의 사회에서 도태되지 않으려고 기를 쓰다 보니 화병이 생기는 것이다.

화병은 우울증과는 다른 약재를 쓴다. 우울증은 대부분 무기력을 호소하고 식사량도 눈에 띄게 줄어든다. 반면에 화병은 답답하고 열이 오르고 체한 것처럼 명치끝이 답답하다. 따라서 위로 올라가는 열을 식혀주는 약재를 사용한다. 정숙 님은 '시호'와 '황금'이라는 약재가 첨가된 한약 치료와 활청외치요법을 3개월간 진행했는데 치료 시작 3주 만에 이명이 좋아졌다. 두 달이 지나자 소화불량과 가슴 답답함, 체증 등도 좋아졌다.

대다수의 만성 이명 환자 중 62%가 우울장애로 고통받으며 45%는 불안장애가 있다는 연구 결과가 있다. 이 연구에서는 스트레스를 유발하는 사건들이 뇌의 흥분을 고조시키고 대뇌피질의 과도한 활동을 일으켜 이명이 발생한다고 보고한다. 이는 이명이 단순히 청각

체계에 영향을 미치는 조건뿐 아니라 대뇌피질에 의한 뇌의 보상회로 문제로도 발생할 수 있다는 사실을 뒷받침해준다. 더하여 만성 스트레스는 직업성 소음에 노출될 때와 거의 흡사한 정도의 이명 위험 요소가 될 수 있다는 연구 결과도 있다.

이명난청 치료의 장애물, 불안

김석훈(34세, 남) 님은 고주파성 이명으로 지속적인 스트레스를 받아 몸이 많이 쇠약해진 상태로 내원했다. 석훈 님은 이명 발병 시기가 얼마 되지 않아 고착화되기 전으로 잔여억제검사[11]도 양성이고 청력 손실도 미약한 수준이었다. 또한 젊기에 쇠약해진 몸을 보강하면 쉽게 치료되리라 예상되었다. 하지만 회복 속도가 더뎠다. 이유는 불안이었다. 불안이라는 중추 자극이 뇌에 들어가면 그것 자체로 이명을 강화하는 악순환구조가 된다. 심신 안정이 되는 한약재인 '향부자'를 보강하고 소리재활치료를 처방했다. 다행히 3개월의 치료 끝에 고주파성 이명이 완치되고 불안장애도 개선되었다.

불안, 우울, 스트레스 자극이 이명을 악화시키며, 나아가 고착화, 만성화 시킨다는 것은 잘 알려진 사실이다. 하지만 이명이 심해지면 불안, 우울, 스트레스가 더 심해지는 것이 문제다. 이명 환자에게 이명이 생기는 이유와 치료법을 자세히 설명하면 환자의 불안과 우울이 감소한다. 우리나라뿐 아니라 전 세계의 이명치료 가이드라인에

11 이명차폐 후 얼마 동안 이명이 억제되는지 살펴보는 검사

서도 공통적으로 정신상담요법 효과를 강조한다. 본원에서는 환자의 경과와 함께 정신상담요법을 통해 이명에 대한 왜곡된 인지와 부정적 감정을 학습하는 악순환을 설명하고, 긍정적 정서 치환을 통해 이명을 수용하도록 돕는다. 이명난청은 치료가 오래 걸리는 기나긴 과정이므로 환자와의 정기적인 상담과 경과관찰 그리고 질환에 대한 인지교육이 치료율을 높이는 데 중요하다.

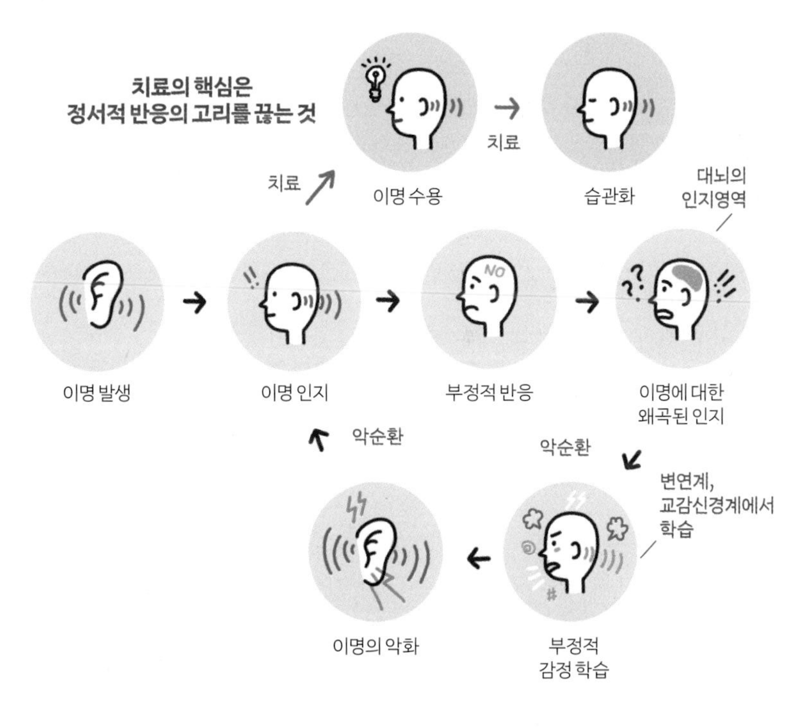

<이명의 악순환과 치료 과정>

한의학에선 이명의 원인을 크게 담화(痰火)와 신허(腎虛)로 본다. 담화는 담에 화가 낀 것으로 스트레스를 말한다. 스트레스로 인한 심인성 이명이 최근 젊은 층에서 늘고 있는 것을 볼 때 한의학의 이러한 진단은 중요한 의미를 지닌다.

나의 스트레스 상태 테스트

	매번 그렇다	자주 그렇다	대체로 그렇다	드물다	아니다
	5점	4점	3점	2점	1점
1.타인의 이야기 속도가 너무 느리면 중단시키고 싶다.					
2. 직장에서 일반적인 일을 반복하는 게 싫다.					
3. 어떤 일을 할 줄 알게 되면 빠른 시간에 최고 수준에 오르려고 한다.					
4. 줄 서서 기다리는 것이 짜증이 난다.					
5. 상대방이 공격적이고 경쟁적으로 나오면 도전적으로 간주하고 대처한다.					
6. 일하는데 누가 방해하면 벌컥 화를 낸다.					
7. 식사하면서 TV나 신문을 본다.					
8. 그러면 안되는 줄 알지만 일이 뜻대로 안 될 때 화를 잘 낸다.					

- 8~18점: 차분한 성격으로 스트레스를 잘 받지 않는다.
- 19~32점: 스트레스 위험이 잠재되어 있다. 긍정적인 마음가짐을 유지하는 것이 중요하다.
- 33점 이상: 항상 스트레스에 노출되어 있는 상태. 충분한 휴식과 마음의 여유를 가질 수 있도록 노력한다.

스트레스가 이명을 일으키는 이유 중 하나는 상열감이다. 인체가 지속적으로 스트레스를 받으면 체온 항온성이 무너지면서 열이 머리와 얼굴에 집중된다. 이때 열이 위로 올라가려는 성질로 인해 청각기관의 압력이 높아지고 염증이 생겨 내이의 유모세포가 손상된다. 따라서 머리로 뜨거운 열감이 치밀어 오르면 이명이 발생할 확률이 크다. 불안을 포함한 스트레스는 만병의 원인이자 강화 요소가 될 수 있다. 이명난청을 예방하고 치료 결과를 좋게 하려면 스트레스를 해소하는 노력이 필요하다. 명상 등의 심신안정요법을 생활화하고, 스트레스 상황과 환경을 피하고 긍정적인 마음가짐을 가져야 한다.

이명을 치유하는 성공적인 명상법

1) 하루에 정해진 루틴에 맞춰 명상을 위한 시간과 장소를 따로 정한다.
2) 편안한 배경 음악(조용한 연주 음악이나 자연의 소리)을 틀어 놓는다.
3) 명상하기 전에 정신적으로나 육체적으로 편안하다고 느끼는 행동을 한다.
4) 정신 집중에 도움을 주는 차나 음료를 마시는 것도 도움이 된다.
5) 과도한 운동이나 소모적인 활동, 과격한 동작 등은 최소화하고 맥박을 고르게 유지한다.
6) 편안한 자리 위에 가부좌를 틀고 가만히 앉아 눈을 지그시 감고 호흡에 집중한다.
7) 혹시 있을지 모르는 사고를 예방하기 위해 주변에 불필요한 방해물들을 치운다.
8) 명상에 도움을 주는 뇌파 프로그램이나 오디오 기술을 이용할 수 있다.

과로와 불규칙한 생활, 몸과 귀를 망가뜨린다

일상에서 쉽게 접할 수 있는 평범한 소리가 지나치게 크게 들리는 것도 이명일까? 남들은 아무렇지 않게 지나가는 소리에도 불편함을 느껴 짜증이 나거나 신경이 곤두선다면? 심지어 그 소리가 나는 곳을 벗어나지 않으면 견딜 수 없을 만큼 괴롭다면, 청각과민증이다. 청각과민은 안면신경과 관련이 높다. 안면신경은 귀 고막 뒤에서 작은 근육을 움직여 큰 소리를 적절한 소리로 조절해준다. 그런데 과로와 불면증 등으로 인한 수면 부족, 극심한 스트레스는 안면신경을 약화시켜 외부 소리에 예민해지게 한다. 이외에도 갱년기 여성의 경우 호르몬 변화나 스트레스로 자율신경 흥분 상태가 되면 청각과민을 불러오기도 한다.

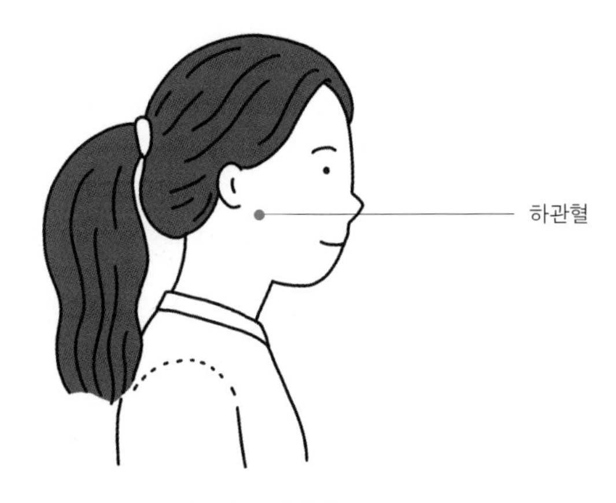

<청각과민을 치료하는 혈자리>

전유미(50세, 여) 님은 내원하기 3개월 전부터 '삐' 소리가 들리더니 청각과민증까지 생겨 고생하고 있었다. 이명 소리도 거슬릴 정도로 커졌고, 냉장고, 공기청정기, 시계 등 생활가전 소리까지 시끄럽게 들리기 시작했다. 유미 님은 소리가 점점 더 거슬려 일을 못 할 정도가 되었다. 당연히 일을 그만두어야 하지만, 도시락 가게를 운영하여 생계를 이어가니 일을 그만둘 수도 없었다. 문진과 여러 검사 결과 유미 님의 이명 원인은 바로 과로였다. 유미 님의 매장은 코로나19 바이러스로 인해 배달 주문이 3~4배가량 증가했다. 쉬는 시간도 없이 밤잠까지 줄이며 일해야 했다. 그야말로 즐거운 비명을 질러야 하는 상황이었지만, 이명과 청각과민이라는 복병이 나타나면서 즐거운 비명은 괴로운 비명으로 바뀌었다. 유미 님의 진맥 결과, 기혈이 부족하여 여러 병증이 나타나는 심허가 확인되었다. 간의 맥 역시 미맥(微脈)으로 간이 매우 지쳐있었다. 그야말로 사용할 수 있는 모든 에너지를 소비하여 방전된 상태였기에 둔화되고 약화된 몸의 기능을 되살리는 것이 시급했다.

이명과 청각과민증을 치료하는 약재와 더불어 몸을 보하는 한약을 처방했다. 이와 함께 소리재활치료를 3개월간 병행했다. 치료비가 부담되어 한약 치료는 한 달만 받겠다던 유미 님은 나날이 좋아지는 치료 효과를 경험하곤, 꾸준히 한약을 먹고 치료프로그램을 마쳤다. 이명은 물론 청각과민증도 좋아졌고 건강 역시 회복할 수 있었다.

홍진희(38세, 여) 님은 대학병원 간호사로 교대 근무와 과로로 이명이 발병한 환자다. 내원 5개월 전부터 날카로운 소리가 들리기 시작하더니, 하루에도 이명이 두세 번 정도 들리고 귀도 먹먹했다. 이명으로 불면증이 생겨 수면시간이 줄어들었고, 극도로 피곤한 상태에서 근무하다 보니 실수까지 잦아졌다. 간호사 업무는 노동량이 많은 고된 업무다. 더구나 교대업무이다 보니 생활 리듬이 무너져 건강상의 문제가 생기기 쉽다. 또한 생명을 다루는 일이기에 실수가 있으면 안 된다. 이명이 생긴 후로 진희 님은 신경을 바짝 곤두세우고 긴장 상태에서 일을 해 스트레스는 점점 심해졌다. 맥진 결과, 정신적, 육체적 과로로 기혈이 모두 허약했다. 비염도 1년 이상 앓고 있었다. 안면체열검사에서도 코 주변이 파란색으로 나타났다. 진희 님은 과로로 무너진 생활리듬과 체력을 회복시키는 한약 치료와 근육 사이의 유착을 풀어주는 도침치료를 한 결과 3개월 만에 이명이 사라지고 건강도 많이 좋아졌다.

이명난청 환자들 중에는 교대 근무자들이 많다. 과로와 불규칙적인 생활은 불면, 스트레스 못지않게 이명난청을 일으키는 원인이다. 그렇다고 직업을 바꾸기는 쉽지 않다. 대신 규칙적인 식사와 수면시간을 지키고, 피로가 쌓이지 않도록 휴식 시간과 운동시간, 그리고 일정한 수면시간을 정해놓고 실천해야 한다. 특히 수면 시간에 암막 커튼을 치고, 소음 차단, 스마트폰 등 기기 사용을 멀리하는 등 수면 활동을 잘 관리한다면, 이명난청을 예방하는 데 큰 도움이 된다.

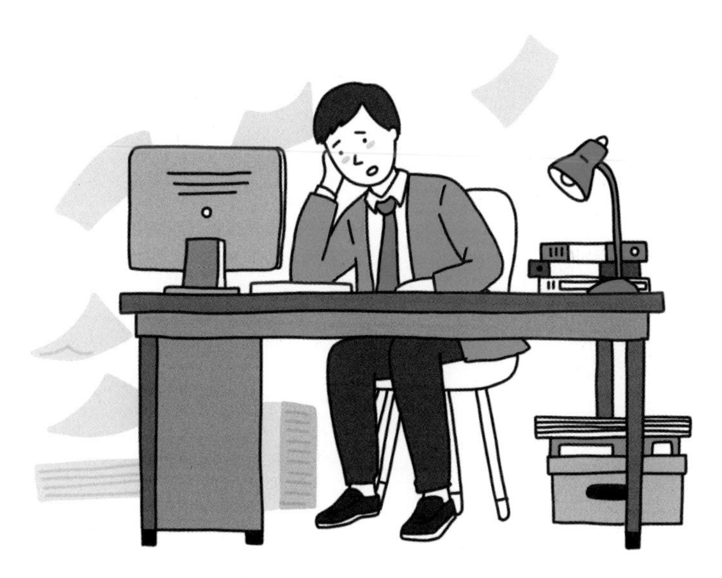

과로는 이명난청을 일으키는 원인이다.

몸 감각과 이명과의 관계

몸 감각, 즉 체성감각에 문제가 생기면 이명이 발병한다. 감각의 종류에는 몸 감각, 내장 감각, 특수감각이 있다. 여기서 특수감각은 시각, 청각, 후각, 미각, 평형감각을 말한다. 넓은 의미에서는 특수감각도 몸 감각에 속하지만, 특정적인 부위에서 자극을 느껴 뇌신경을 거쳐 중추 뇌로 전달되는 감각이기에 구별해서 부른다.

감각신경 중 하나인 몸 감각은 크게 표재감각과 심부감각으로 나뉘며, 심부감각은 다시 의식적으로 인식할 수 있는 감각과 의식적으로 인식할 수 없는 감각으로 나뉜다. 표재감각은 피부나 점막의 세포에 존재하는 수용체를 통해 느끼는 감각으로, 온도감각, 통각, 촉각, 압각 등이 있다. 의식할 수 있는 심부감각으로는 관절의 위치가 어느

쪽으로 향해 있는지에 대한 관절감각, 진동각 등이 있고, 의식할 수 없는 심부감각으로는 근육의 길이나 근육에 관련된 힘의 정보 등이 있다. 즉, 어떤 근육을 어느 정도 수축·이완시키는가 하는 정보는 무의식적으로 처리되는 것이다.

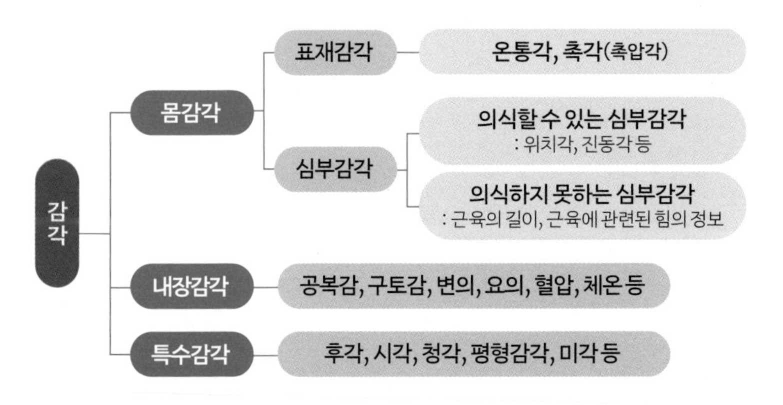

이러한 몸 감각 문제로 인한 이명의 경우, 목이나 턱관절 운동 장애의 발생·심화와 이명의 발생 시기가 거의 같다. 턱관절은 턱뼈와 머리뼈를 연결하는 관절로, 음식을 먹거나 말을 할 때, 그리고 호흡 중에도 움직인다. 24시간 사용하는 관절이라 봐도 무방하다. 또한 뇌신경 12개 중 9개가 지나는 부위이면서 귀 바로 옆에 위치하고 있기에 청각기관과 구조적으로도 밀접한 관계가 있다. 많이 사용되는 관절인 만큼 통증과 이상이 생기는 경우도 잦다. 턱관절 장애의 경

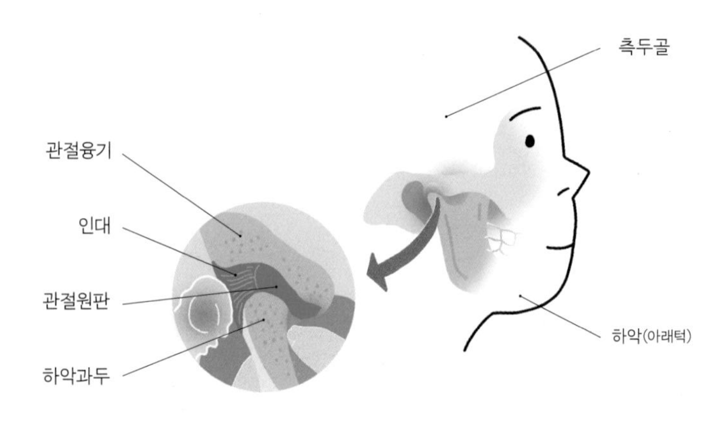

<턱관절 단면도>

우 청각에는 변화가 없고 몸 감각에 이상이 있는 쪽의 귀에서 이명이 발생한다. 주요 증상으로는 측두하악 관절부터 저작근, 그리고 그 주변 근육조직에 반복적으로 통증이 나타나거나, 입을 크게 못 벌리는 운동 범위의 감소, 관절에서 나는 잡음 등이 있다. 턱관절 장애는 33~80% 빈도로 이명 소리를 변화시킨다는 연구 결과가 있다. 이명 소리가 변한다는 것은 이명 소리가 커지거나 작아지고, 음역대가 바뀌는 것을 말한다. 턱관절 장애의 경우 대부분 이명 소리가 커지고, 고음역대로 바뀐다. 경부근육, 주로 뒷목의 후경부 근육의 수축과 흉쇄유돌근 수축의 경우는 43~68%의 빈도로 이명 소리를 변화시키는 것으로 나타났다.

장희진(50세, 여) 님은 이명이 생긴지 5년이 되어 내원하셨다. 오른쪽 귀부터 이명이 시작되어 점차 왼쪽 귀도 진행되었다. 결국 양쪽 귀에서 이명이 나타났다. 10여 년 전 턱관절이 빠진 적이 있었는데 그 후로 가끔 입을 움직일 때 소리가 나기에 단순 후유증이라 생각했다고 한다. 희진 님의 이명은 몸 감각 장애 중 턱관절 운동 장애로 인한 객관적 이명이었다. 이명 증세는 어금니 일부를 임플란트로 교체하면서 더 심해졌다. 결국 스트레스와 불면증으로 신경정신과 약까지 먹었으나 호전되지 않았고, 엎친 데 덮친 격으로 교통사고까지 당하고 말았다.

청력검사 결과, 희진 님은 난청 역시 꽤 진행되고 있었다. 아마도 난청이 앞서 왔을 것이고 그 이후로 턱관절에 문제가 생기면서 객관적 이명이 진행된 것으로 보였다. 거기에 우울증으로 약물을 복용하면서 식욕부진과 무기력감 등의 부작용까지 나타났다. 이 모든 것이 건강에 부정적인 영향을 끼치면서 이명이 더욱 심해진 것이다. 나아가 교통사고로 경추가 충격을 받으면서 목과 머리 전체에 손상을 준 것도 이명 악화에 영향을 미친 것으로 판단되었다. 희진 님의 이명을 치료하기 위해선 먼저 턱 관절을 치료하는 침치료와 약침치료가 필수적이었다. 또한 턱관절의 정렬을 맞춰주는 턱관절 교정기도 처방했다. 교정기를 착용하고 천천히 입을 벌렸다 닫은 다음 침을 삼키는 운동을 반복했으며, 척추를 바르게 세우기 위해 바른 자세를 훈련하기도 했다.

척추가 서야 뇌와 청각기관을 잇는 신경전달도 원활해진다. 그런데 요즘은 어린아이부터 80세가 넘는 어르신까지 스마트폰 사용을 하게 되면서 경추에 부담이 가는 자세로 시간을 많이 보낸다. 세대를 가리지 않고 목 디스크나 어깨 통증, 팔 통증, 손가락 통증을 호소한다. 건강보험심사평가원 통계에 따르면, 턱관절 장애로 병원을 찾은 환자는 2011년 24만 4천7백여 명에서 2020년 43만 6천7백여 명으로 10년 새 약 78% 증가했다. 또한 2020년 통계를 보면 20대 환자 수가 12만 3천 9백여 명으로 전체 환자의 28.3% 정도다. 장년층 환자가 많은 다른 관절 질환과 달리 젊은 환자 비율이 높은 것을 눈여겨볼 필요가 있다.

턱관절 장애를 일으키는 원인은 다양하지만, 대표적 원인으로는 잘못된 자세와 습관이다. 또한 스트레스로 인해서도 턱관절 장애가

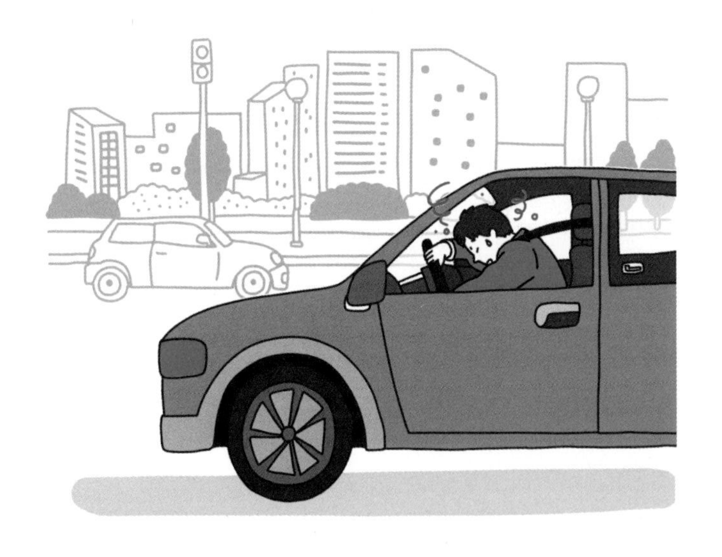

갑작스런 교통사고는 경추에 충격을 주어 이명을 심화시키기도 한다.

생기고 악화될 수 있다. 스트레스는 안면 근육의 긴장을 유발하여 이를 앙 다물어 턱관절을 상하게 한다. 턱 앞쪽부터 광대뼈 아래 측두근에 근막 통증이 생기면 해당 근육 부위와 연결된 뇌 부위에도 통증을 일으켜 이차적으로 두통과 이명까지 발생할 수 있다.

현대인의 삶은 눈, 귀, 목, 어깨, 허리 등에 이상을 일으킬 요소들과 상황들에 노출되어 있다. 따라서 일을 하든, 길을 걷든, 집에서 쉬든, 심지어 잠을 잘 때도 의식적으로 항상 바른 자세를 유지하도록 노력해야 한다. 특히 최소 1~2시간마다 같은 자세에서 벗어나 스트레칭을 하는 것이 중요하다. 스트레칭으로 긴장되고 뭉친 근육을 중간중간 풀어주어야 몸 전체의 혈액순환이 잘 이뤄지고, 나아가 귀 건강도 지킬 수 있다.

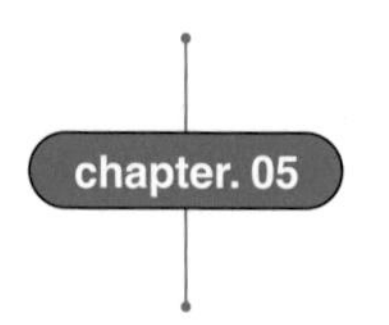

만성중이염, 난청이 될 수 있다

중이는 고막과 달팽이관 사이에 있는 공간으로, 여기에 염증이 생긴 것을 중이염이라 말한다. 세 살 이하 어린이 3명 중 2명은 중이염을 한 번 이상 앓고, 그 3명 중 1명은 세 번 이상 중이염으로 고생한다. 이렇듯 중이염은 어려서 누구나 한두 번 앓는 질환이다. 하지만 흔한 질환이라 해서 중이염을 제대로 치료하지 않으면 만성이 되기 쉽다. 그뿐만 아니라 중이염을 여러 번 앓으면 고막 변성, 고막천공, 청력 손상 같은 돌이킬 수 없는 후유증을 남긴다. 급성 중이염으로 인한 청력 저하는 일시적이지만, 이강 안 염증이 반복해서 생기면 소리를 전달해 주는 구조물이 녹아 영구적인 청력 손상을 가져올 수 있다. 심지어 고막에 구멍이 나거나 심한 경우 이소골이 파괴되기도 한다. 내이까지 염증이 퍼지면 감각신경성 난청이 발병하기도 하며, 어지럼증, 이명과 같은 내이질환으로 진행될 수 있다.

중이염의 재발을 방지하려면 처음 치료시에 면역력까지 획득하는 것이 가장 좋다. 하지만 시기를 놓쳤다면 중이염이 재발하지 않는 환경을 만들어주어야 한다. 귀에 물과 농이 차지 않게 자연적인 청소 기능이 원활하게 이루어지도록 해야 하는 것이다. 중이염은 결국 귀와 코를 연결하는 관, 즉 이관이 제 기능을 하지 못해 생긴 질환이다. 이관은 귀의 순환기관이자 하수도로, 평소에는 닫혀 있다가 때에 맞춰 열려 중이강을 환기하며, 중이강에 쌓인 분비물을 코로 배출시킨다. 이러한 이관 기능이 고장 나면 몸 밖으로 배출되어야 할 찌꺼기들이 쌓여 결국 역류하게 되고 세균과 바이러스가 번식하면서 중이염으로 진행하는 것이다.

중이염을 예방하기 위해서는 첫째, 이관 운동이 원활하게 이뤄지도록 해야 한다. 막혀있는 관을 뚫어 제대로 순환되게 하는 것이다. 이때 '이관통기침법'을 한다. 이관통기침법은 이관을 움직이는 근육과 근육에 영향을 주는 신경, 이관과 연결된 혈자리에 약침을 놓는 침술법이다. 둘째, 콧속을 깨끗하게 유지해야 한다. 콧물이 차 있고, 코가 막혀있으면 찌꺼기들이 이관으로 역행해 중이염을 일으킨다. 중이염 예방과 재발 방지를 위해서 코에 있는 5가지 숨길을 열어주는 것이 가장 중요하다. 비강 점막을 재생시켜주는 '비수술 비강확장술'이라는 활비치료프로그램은 비염, 축농증을 치료하고 이관을 움직이는 근육의 기능을 정상화 한다.

<비수술 내시경 비강확장술>

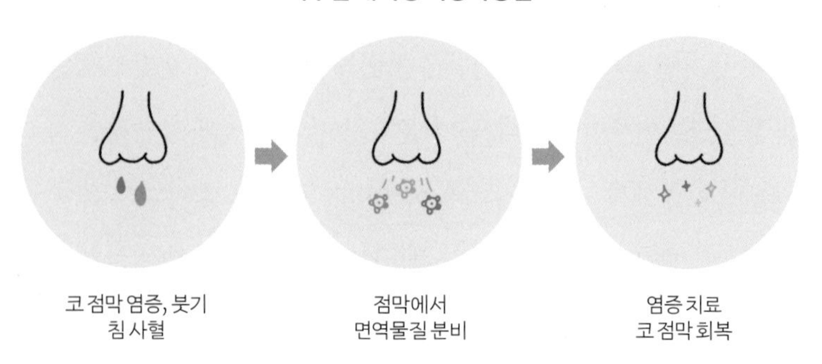

셋째, 면역력과 체력을 올려주어야 한다. 환자마다 면역력과 체력이 떨어지는 원인이 다르다. 진맥과 맥진도검사를 통해 12가지 맥 상태를 살펴 환자 개인에게 맞춘 '활비탕'은 면역력과 체력 향상에 효과적이다. 중이염이 재발하지 않도록 하기 위해선 전반적인 건강 상태를 고려하여 면역체계가 빠르게 염증에 반응할 수 있도록 돕는 치료를 해야 한다.

중이염 수술의 한계점

중이염 수술로는 환기관 삽입술과 고막 절개술, 아데노이드 절개술 등이 있다. 환기관 삽입술은 고막을 절개하여 튜브를 삽입한 후, 중이강 내의 염증을 밖으로 배출시켜 삼출물이 더는 고이지 않게 하는 수술법이다. 미국 소아과협회에서 발표한 논문에 따르면 이와 같은 수술 치료는 단기적으로는 중이강 내에 삼출물이 쌓여 있는 시간을 단축하여 청력을 개선하는 효과를 보인다고 한다. 하지만 수술하지 않은 경우와 1~2년 뒤의 효과를 비교해 봤을 때 별반 차이가 없다고 한다. 특히 환기관 삽입술을 한 소아와 수술 없이 경과 관찰을 시행한 소아 간의 언어능력, 말하기 능력, 인지능력, 학업성취도 면에서도 차이가 없다고 발표했다. 적지 않은 부모님들이 중이염을 빨리 치료하지 않으면 아이의 발달, 언어, 인지능력, 학습 능력이 떨어지지 않을까 걱정되어 수술적 치료를 서두르기도 한다. 하지만 논문에서는 환기관 삽입술이 '어떤 시점에서도 언어, 인지능력, 학업성취능력에 별 영향이 없다'라고 밝히고 있다. 오히려 환기관 삽입술을 한 소아의 경우 이루, 고막천공, 위축성 반흔, 고막 경화증 등과 같은 합병증이 더 많이 나타난다고 보고했다.

또한 국제 소아 이비인후과 저널에서 발표한 논문에는 삽입한 환기관이 자연적으로 빠지고 난 뒤에 삼출물 중이염의 재발률이 얼마나 나타나는지 연구했다. 연구 결과에 따르면, 환기관이 삽입된 기간에는 재발률이 낮으나, 환기관이 탈락하면 10명 중 2명의 비율로 중이염이 재발한다. 다른 연구논문도 이와 같은 유의미한 결과(23.5%)를 발표했는데, 재발률이 높은 이유로 '중이 내 점막의 병적 상태가 완전히 정상화되지 못하고 이관의 개방이 불완전하여 재발이 잘 되는 것으로 생각된다'라고 서술되어 있다. 결국 수술을 통해 잠시 재발률을 낮출 뿐, 환기관이 탈락하면 재발 우려가 더 크다는 것이다.

그럼에도 고막이나 중이강 안쪽에 구조적 변화가 있을 때는 수술이 필요하다. 진주종성 중이염처럼 구조물을 파괴하는 중이염은 염증 부분을 신속하게 제거하는 수술을 받아야 한다.

구조물 변화가 관찰되지 않는 중이염 경우에는 치료 효과, 뇌 발달, 재발률, 전신마취의 신경독성 등을 고려하여 경과를 관찰하며 비수술적 치료를 받는 것이 좋다. 최고의 중이염 예방법은 앞서 설명하였듯이, 환기가 잘 되고 찌꺼기가 쌓이지 않도록 이관의 기능을 회복하고 귀 환경을 깨끗하게 만들어주는 것이다.

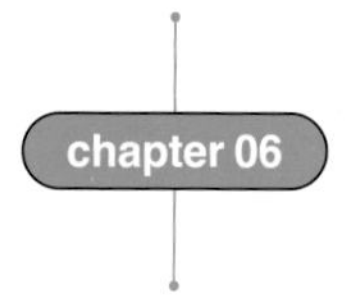

코가 막히면 귀도 숨을 못 쉰다

귀와 코는 기능적, 구조적으로도 연결되어 있다. 비염 환자 중에 이명, 난청, 이관장애 환자가 많다. 이관의 한쪽 끝은 코와 연결되어 있는데, 오랜 비염으로 코로 숨 쉬지 못하고 입으로 숨 쉬게 되면, 이관의 점막이 손상된다. 이관이 열렸다 닫히는 일은 자율신경에 의해서, 우리가 인식하지 못할 정도로 짧은 시간 내에 이루어지는데, 이 동작이 느려지면 귀 먹먹함 증상이 생긴다. 즉 이관이 건강하지 않으면, 이명과 난청의 원인이 되는 것이다.

비염은 응급이나 중증 질환은 아니지만, 일상생활에서 상당히 괴로운 고질병이다. 비염은 코 안 촉촉한 점막에 염증이 생긴 호흡기 질환이다. 염증으로 비강과 부비동이 좁아지면 코로 숨을 쉴 수 없어

입으로 숨 쉬는 구강호흡을 하게 된다. 그런데 구강호흡은 코로 숨을 쉴 때보다 뇌로 전달되는 산소량이 줄어들어 머리가 무겁고 집중력도 떨어진다. 게다가 잠을 푹 잘 수 없어 만성피로와 권태감을 호소한다. 성장기인 소아의 경우 구강호흡을 오래 하면 얼굴형도 변하게 된다. 이 외에도 두통, 현기증, 잦은 코피, 안구 건조증, 코골이, 수면무호흡, 뇌하수체 기능이 저하되면서 호르몬 대사 장애와 같은 증상을 초래한다.

비염의 종류

비염에는 여러 종류가 있다. 첫째, 만성 비염으로 비염이 발병한 지 3개월이 지난 것을 말한다. 주로 코 막힘이 심하고 콧물, 재채기 같은 증상이 있다. 둘째, 알레르기성 비염으로 꽃가루, 먼지, 동물 털 등이 코에 닿게 되면서 발작적으로 재채기하거나 눈이나 코가 간지러운 현상이다. 셋째, 혈관운동성 비염이다. 혈관이 갑작스러운 자극으로 과민반응을 하여 생긴다. 뜨겁거나 매운 자극적인 음식을 먹을 때, 향수나 담배 냄새를 맡을 때, 온도 차가 급격하게 나는 곳에 갔을 때 코의 점막이 부풀어 오르는 증상이 나타나면 이를 의심해 봐야 한다. 넷째, 위축성 비염이다. 위축성 비염의 가장 큰 특징은 건조한 비염이라는 점이다. 코 내부 점막에서 열이나 습기를 배출하는 능력이 떨어져 콧속이 건조해지면서 생긴다. 다른 비염과 다르게 환자가 증상을 못 느낄 수도 있다. 하지만 방치하면 코딱지가 생기고 악취를 풍기기도 한다.

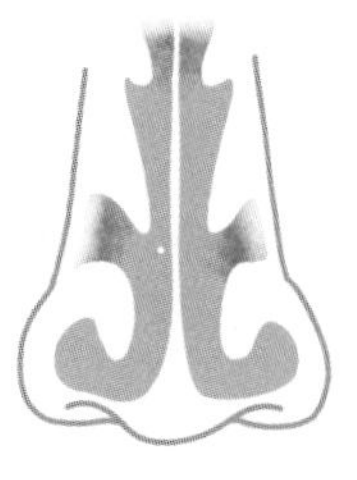
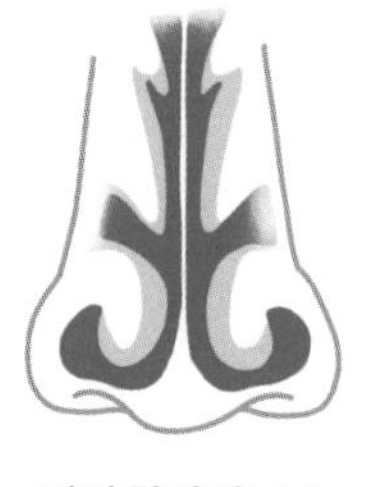
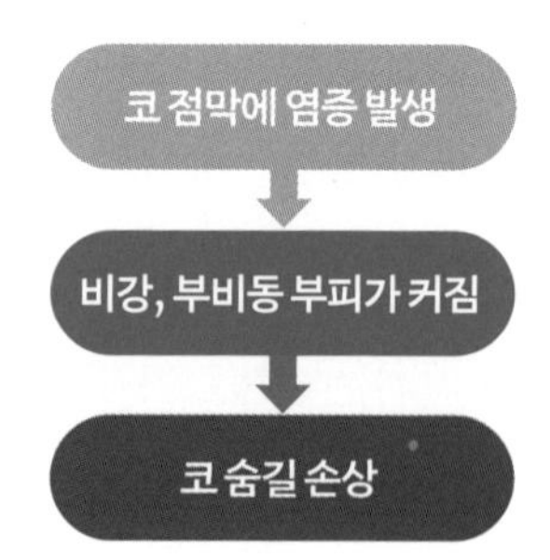

정상인의 콧속 비염 환자의 콧속

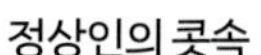

비염 환자들이 가장 힘들어하는 증상은 바로 코 막힘이다. 어떻게든 콧속이 뚫려 숨을 편안하게 쉬고 싶다. 본원에서는 내시경을 통해 콧속을 들여다보고 부어 있는 곳에 침을 놓아 부기를 뺀다. 코에 침을 놓는다고 하면 통증이 심할 것이라 겁을 내는 환자들이 있다. 통증이 전혀 없는 것은 아니지만, 침을 꽂아두는 것이 아니라 살짝 건드리고 나오기 때문에 견딜만하다. 침치료 횟수는 환자마다 다른데, 초기 비염인 경우는 10회 정도, 만성 비염 경우에는 최소 20~30번 정도가 필요하다.

비염을 치료하기 위해선 콧물, 코 막힘, 재채기 등의 증상을 억제하기보다 코가 가진 구조적 특성을 먼저 고려해야 한다. 코는 폐와 연결되어 있다. 폐는 생명 전체의 호흡을 위한 장부이면서 인체를 보호하고 방어하는 기능을 한다. 폐의 기능이 약해지면 백혈구의 식균력(食菌力)이 낮아져 외부 유해 물질을 방어해내지 못한다. 면역성 질환을 앓게 되는 것도 이와 같은 이유이다. 폐 기능이 약하면 혈액순환과 세포 재생력이 떨어지고, 동시에 코의 기능도 떨어진다. 따라서 비염을 치료하기 위해서는 폐 기능을 활성화하고 코로 숨 쉴 수 있는 호흡 구조를 만들어야 한다.

지겨운 알레르기 비염, 치료 가능하다

알레르기 비염 환자들은 봄과 가을이 반갑지 않다. 꽃가루가 날리는 봄이 되면 코는 계속 간지럽고, 콧물은 자신의 의지와 상관없이 흐르고 재채기는 제어할 수 없을 정도가 된다. 계절이 바뀔 때나 혹은 미세먼지나 황사가 심해지는 시기에는 비염 증상도 심해진다. 이처럼 외부 환경이 변할 때 비염이 심해지는 이유는 코의 점막이 약해져 환경변화에 민감하기 때문이다. 환경변화가 심할수록 호흡기 점막이 더욱 자극을 받아 과민반응이 나타난다.

대부분의 사람들은 환절기마다 재발하는 알레르기 비염은 치료할 수 없는 만성질환이라 생각한다. 그래서인지 평소엔 치료하지 않고 심해질 때만 관리하는 것이 낫다고 여기는 환자들도 적지 않다. 하지만 비염은 치료할 수 있는 질환이다. 물론 비염을 오래 앓을수록 치료 기간이 더 필요하다. 하지만, 점막 재생에 초점을 맞춰 꾸준하게 치료한다면 호흡이 회복되는 것을 느낄 수 있다. 비염을 제대로 치료한 경우에는 이후 감기 등으로 재발하더라도 원래 가지고 있던 증상보다 약하게 앓다 회복된다. 코의 점막을 제거하거나, 콧물을 바짝 말려버리는 임시방편의 치료가 아니라 점막 재생을 통해 코의 면역력을 높여야 한다. 농사를 지을 때 밭을 튼튼하고 비옥하게 만들면 어떤 씨를 심어도 잘 자라고 재해에도 강하다. 점막을 재생시키는 것은 비옥한 땅을 만드는 일과 같다.

비강호흡의 중요성

이명난청 환자들 중에는 오랫동안 입으로 숨 쉰 환자들이 많다. 비염 환자들이 지켜야 할 생활습관 중 하나가 바로 코로만 숨쉬기다. 어릴 때부터 코로 숨 쉬는 습관을 들이도록 주의해야 한다. 코가 아닌 입으로 숨을 쉬면, 코를 통해 들어오는 공기의 온도와 습도가 조절되고 정화되는 과정 없이 외부 공기가 바로 몸으로 들어오게 된다. 또한 입으로만 숨을 쉬게 되면 뇌의 열을 식혀주지 못한다. 비염이 있다면 비수술 비강확장술을 통해 코의 5가지 숨길을 확보해야 한다. 잘 때도 입 벌림을 방지하는 밴드를 이용하여 비강 호흡을 할 수 있도록 습관을 들여야 한다.

Q1. 코 건강을 위해 생활 환경관리는 어떻게 해야 할까요?

코는 고온다습함을 좋아합니다. 코 점막을 항상 촉촉하게, 온도는 조금 높게 유지하고 실내 온도는 20~22도, 습도는 50~60% 정도로 유지하는 것이 중요합니다. 특히 습도를 맞출 때 가습기는 가열식이 좋습니다. 습도에 맞춰 스스로 분무량을 조절할 수 있는 기능이 있는 제품도 좋습니다.

비염 환자는 먼지에 취약하므로 최소 하루에 한 번 이상 환기를 해주세요. 또한 미세먼지나 꽃가루가 많은 날은 공기청정기를 더욱 신경 써서 사용해야 합니다. 침구류, 카펫, 커튼, 인형 등 천 소재는 자주 세탁하고, 먼지가 앉기 쉬운 가구나 책장 등도 자주 닦아줍니다.

Q2. 비염을 치료할 때 피해야 하는 5가지

1) 술: 술을 마시면 콧속 점막이 충혈되고 붓습니다. 술 마신 날 코골이가 심해지는 이유도 이 때문이에요. 점막은 세포 하나가 10~200배까지 부풀 수 있습니다.
2) 담배: 담배 연기는 암 유발 물질로 코점막과 호흡기점막을 상하게 합니다.
3) 미세먼지: 미세먼지가 코점막을 통과하면 호흡기에 영향을 미칠 수밖에 없습니다. 미세먼지가 많은 날에는 꼭 마스크를 사용합니다.
4) 직접적인 열이나 바람: 히터의 뜨거운 열기나 에어컨 바람을 얼굴로 직접 쐬지 않아야 합니다.

5) 당류 함량이 높거나 인스턴트 음식: 당류와 인스턴트 식품은 몸에 염증 반응을 일으킵니다. 또 이런 음식들은 위장에도 자극을 주어 점막을 예민하게 만들고 소화에 에너지를 더 소모하며, 신체 회복력을 저하시킵니다.

PART 5

평생 쓸 귀,
건강하게 지키는 지름길

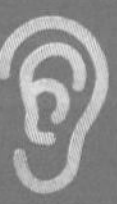

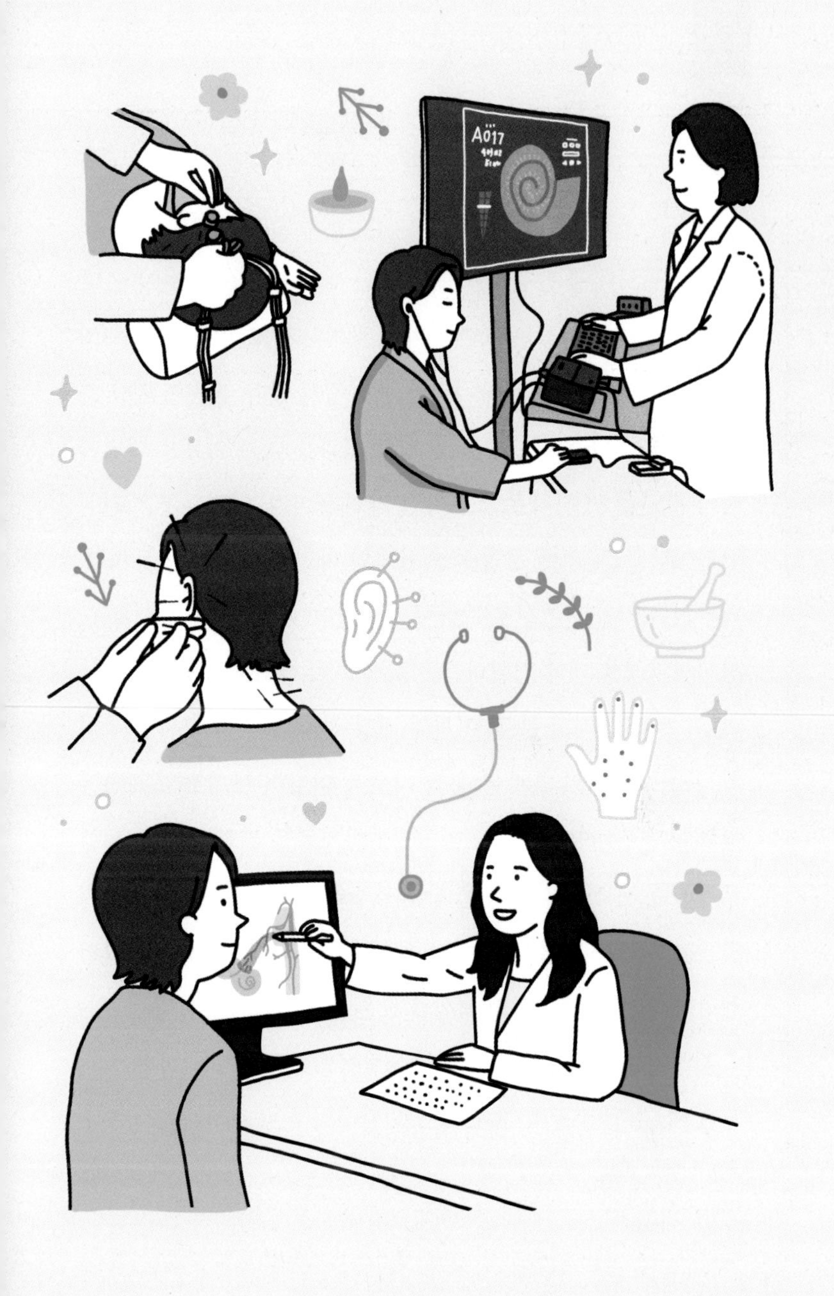
A017

100세 시대에 건강한 귀는 행복한 삶의 중요한 조건이다. 따라서 이명난청 치료는 마지막까지 포기하지 말아야 한다. 이명난청 치료가 쉬운 길은 아니지만, 지름길이 있다. 본원이 치료 호전율을 꾸준히 높여가며 좋은 치료 결과를 내는 이유는 이명난청의 원인을 귀 하나로만 보지 않기 때문이다. 이명난청은 전신 질환이다. 그렇기에 통합적인 관점의 다면적 치료가 필요하다. 외부의 소리를 전기신호로 바꾸어 청신경에 전달하는 유모세포, 청신경자극을 뇌에 전달하는 청각신경로, 청각정보를 처리하는 뇌, 귀 혈관 상태와 분포, 이관과 비강 점막, 경추와 턱관절의 위치, 자율신경계와 호르몬 등의 기능을 면밀히 살피고 조절하는 치료를 병행해야 한다. 또한 인지행동치료를 위한 상담과 생활요법을 통해 심신의 기능을 함께 조절하는 치료도 필요하다. 이명난청 치료는 청각학, 이비인후과학, 구조의학, 한의학, 정신건강의학, 기능의학 관점의 핵심을 모은 통합치료여야 한다.

활청치료시스템은 크게 5가지 치료법으로 구성되어 있다.

첫째, 손상된 청각 유모세포를 활성화하는 소리재활치료다.

소리가 귀로 들어오면 청각 유모세포는 뇌로 청신호를 전달한다. 미세청력검사를 통하여 손상된 부위를 찾아 청각 유모세포의 전기운동량과 점탄성을 높여 청각 기능의 활성화를 돕는 치료다.

둘째, 귀에 이르는 신경과 혈액순환로를 교정하고 열어주는 활청외치요법이다. 골반부터 경추까지 의료용 망치로 뼈를 두드려서 바른 구조를 만든 뒤, 자성을 띤 특수침을 사용하여 심부자기장온열자극을 줌으로써 척추를 통한 순환과 안면골을 통한 순환을 모두 열어주는 치료다. 또한 공기압을 사용하여 귀를 둘러싼 접형골과 후두골의 위치를 교정하기도 한다.

셋째, 이명난청의 원인이 되는 장부의 기능 저하를 올려주는 활청탕 처방, 즉 한약치료다. 한의학은 근본을 바로 세우는 데 가장 큰 목적을 둔다. 진맥을 통해 몸 상태를 살피고, 그 결과를 바탕으로 처방한 한약으로 몸을 건강하게 해준다.

넷째, 코의 숨길을 회복하는 활비치료와 이관을 치료하는 구내점막치료법이다. 귀와 코, 목은 각각의 기능이 하나로 연결되어 움직인다. 각 기관이 연결된 부위에 신경 전달 자극이 약해지면 점막에 염증이 반복되며 이관의 움직임이 둔화한다. 이관의 기능을 정상화하기 위해 코의 숨길을 만들고, 입 안쪽 점막에 침치료를 통해 신경 자극을 돕는다.

다섯째, 이명 난청에 대한 인지 반응을 전환해주는 정신상담요법과 생활관리요법이다. 이명난청과 불안, 우울 등의 감정과의 역학관계를 학습하여 악순환의 고리를 끊는 데 비중을 둔다. 치료에 필요한 긍정적이고 현실적인 사고와 환자 역할에 대해서 학습하고 지속적으로 코칭한다. 더불어 환자의 상황에 맞는 생활요법 지침을 통하여 올바른 습관을 형성하도록 돕는다.

이명난청은 노화와 더불어 증상이 심해지는 진행성 질환이다. 임상 현장에서 가장 안타까운 점은 이명난청이 저절로 낫기를 기대하며 기다리는 사람들이 꽤 많다는 것이다. 이명난청을 방치하면 점점 고착되어 치료 기간이 더 길어지는 것은 물론 치료 가능한 범위도 줄어들 수밖에 없다. 앞서 살펴보았듯, 이명난청이 일상에 영향을 주는 단계가 되면 대인관계를 어렵게 하고 치매, 우울증의 위험까지 높아져 삶의 질이 떨어진다. 따라서 포기하지 않고 올바른 방향의 꾸준한 치료가 아주 중요하다.

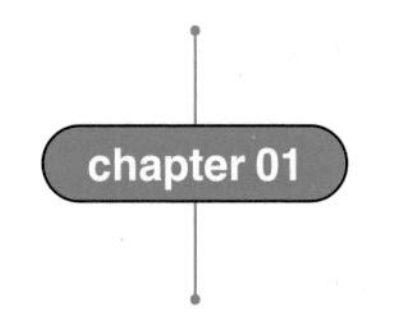

정확한 진단이 완치로 가는 첫걸음

이명난청으로 내원하면 가장 먼저 설문지를 작성한다. 과거 병력과 현재 증상, 복용약, 내원한 이유를 기재한 후, 귀와 코의 내시경 검사를 통해 구조적 문제가 없는지 확인한다. 그리고 본격적인 문진을 통한 상담으로 이명난청이 발생한 전후 상황과 악화인자인 외부 환경과 전신에 숨어있는 이명난청의 원인을 더욱 자세히 파악한다. 본원에서는 이명난청의 생활 속 불편함을 해결하기 위해 세 가지 관점의 치료가 진행된다. 첫째, 영양적인 관점에서 몸의 근본적인 체력과 회복력에 집중한다. 둘째, 청각세포를 재활성화하기 위한 운동치료를 한다. 셋째, 귀의 혈액순환과 전신의 신경전달 경로를 원활하게 해주는 순환치료를 한다.

환자마다 각기다른 이명난청 정도를 객관적으로 파악하기 위해 미세청력검사, 맥진도검사, 체열검사를 한다. 정확한 진단은 치료의 정확도와 성공률을 높이는 길이다.

1단계

청각 주파수 손상

134개 미세밴드 분할

손상된 청력세포 위치 파악

- 미세청력검사
- 이명도 검사
- 검이경검사

2단계

청신경길 손상

12장부 27맥 청신경 손상 원인

내부검사

- 맥진도검사
- 체열진단검사

1단계 : 고해상도 미세청력검사

고해상도 미세청력검사를 통해 손상된 청력 세포의 위치를 파악할 수 있다. 본원에서는 미세청력검사, 이명도검사, 검이경검사를 진행한다. 고해상도 다면 미세청력검사(AMA-PTA)는 최대 134밴드 순음청력검사를 통해 청력 손실 주파수 영역을 찾는다. 일반적인 청력검사는 1옥타브 간격의 6밴드 청력검사다. 사람이 들을 수 있는 소리의 주파수는 약 20Hz~20000Hz이고, 그중에서도 의사소통에 중요한 대화음의 주파수는 250Hz에서~8000Hz에 존재한다. 그 사이를

6개의 간격으로 잘라서 한 음마다 들리는지 안 들리는지 파악하는 것이 6밴드 청력검사다. 이러한 청력검사는 주파수의 범위를 6개 간격으로 넓게 나눠 그 간격만을 측정하기 때문에 검사 시간이 5분 정도로 짧다. 그런데 이명난청의 정확한 치료를 위해서는 1옥타브 간격을 12개의 조각으로 나눠서 더 자세하게 검사하는 최소 67밴드 이상의 미세청력검사가 필요하다. ATM-PTA 검사기를 통한 미세청력검사는 250Hz에서 12,000Hz의 주파수대역을 134개 밴드로 쪼개어 더욱 세밀하고 정확하게 청력 상태를 파악할 수 있다.

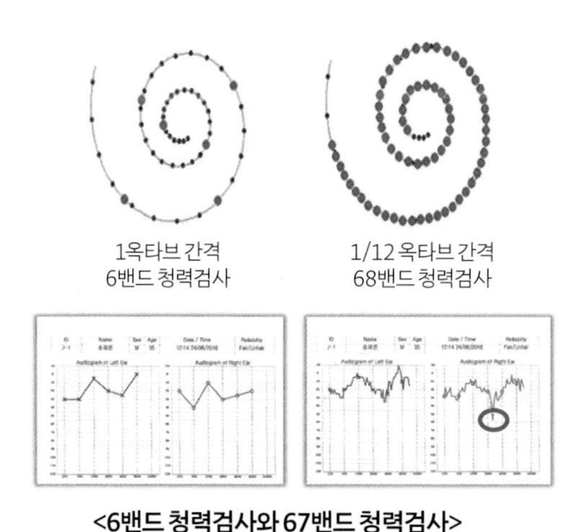

<6밴드 청력검사와 67밴드 청력검사>

원 부분은 6밴드 검사에서는 찾지 못한 청력손실 구간으로
67밴드 검사를 통해 드러난 것이다.

이명도검사는 환자의 이명의 특성을 파악하는 검사다. 역치신호기(MTM)을 이용하여 이명과 차폐 지점을 파악한다. 이명에 해당하는 주파수 영역, 이명의 강도, 이명이 어느 강도의 잡음에서 가려지는지, 이명소리를 억지로 없앴을 때 어느 정도까지 유지되는지 유모세포의 활성도를 확인하기 위해 실시한다. 이명도검사를 하기 위해서는 검사 당시에 평소 들리던 이명이 들려야 한다. 이명도검사는 세 과정을 거친다. 먼저 주파수별로 순음과 잡음을 사용하여 환자에게 소리를 들려주어 음의 강도와는 관계없이 자신의 이명 소리와 가장 가까운 음을 찾는 이명주파수검사를 한다. 두 번째로 이명의 강도를 찾는 검사를 한다. 이명주파수검사에서 찾은 주파수 소리의 크기를 변화시켜가며 환자가 자신의 이명 소리 크기와 동일하다고 느끼는 강도를 찾는다. 세 번째로 최소차폐강도검사와 잔여억제검사를 한다. 최소차폐강도검사는 이명을 느끼는 귀에 차폐음을 들려주어 이명이 들리지 않게 되는 차폐음의 최소 강도 값을 구하는 검사다. 잔

<고해상도 다면 미세청력검사>

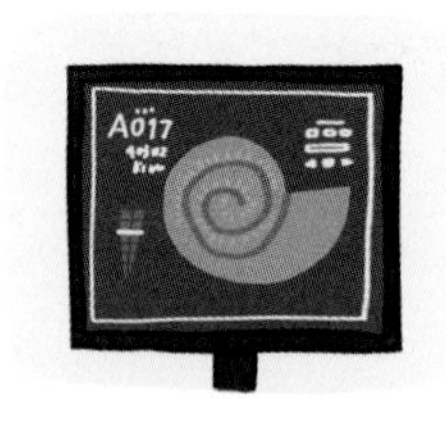

미세청력검사(AMA-PTA)

최대134밴드
순음청력검사를 통해
청력손실주파수대역을찾음

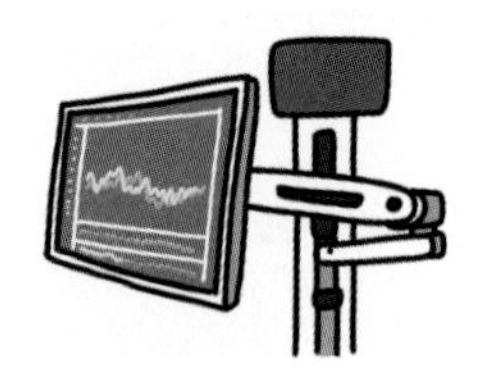

MTM 이명도검사

역차신호조절기(MTM)를
이용해 이명, 차폐
지점 파악

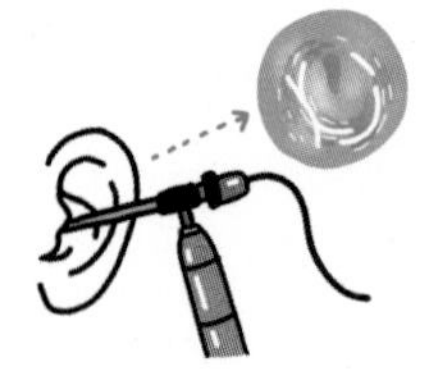

검이경검사

내시경을 통해
외이도의 구조적 이상 검사

여억제검사는 이명차폐 후 얼마간 이명이 억제되는지 살펴보는 것이다. 이러한 이명도검사로 환자의 이명주파수와 강도를 찾고 이명이 얼마나 잘 치료될 수 있는지 파악할 수 있다.

검이경검사는 내시경을 통해 외이도와 고막의 구조적 이상 여부를 살피는 검사다.

2단계 : 다면적 검사

1단계 고해상도 미세청력검사 이후 청신경로의 손상 원인을 파악하기 위한 전신의 건강 상태를 파악하는 2단계 검사를 한다. 바로 맥진도검사와 체열진단검사다. 맥진도검사는 청신경길 손상 원인을 오장육부의 기혈의 흐름으로 파악하는 검사이며, 체열진단검사는 귀와 전신의 혈액순환과 저하된 신체기능 상태를 한열로 진단하는 검사다.

청신경길 손상의 내적요인 검사

맥진도검사	체열진단검사
청신경길의 손상 원인을 오장육부 기혈 흐름으로 파악	귀 주변 혈액순환과 저하된 신체기능 상태를 한열로 진단

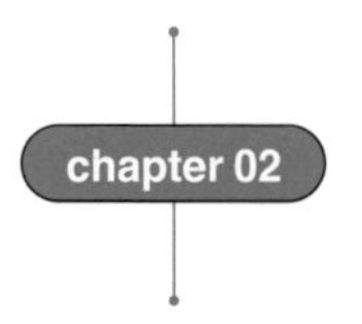

chapter 02

맞춤소리로 유모세포를 되살리다

유모세포는 아주 미세한 털(융모)로 덮여 있는데 모양이 마치 바닷속 말미잘처럼 생겼다. 청모로 불리기도 하는 이 미세한 털이 귓속으로 들어오는 소리를 진동으로 감지해 전기신호로 뇌에 전달하는 역할을 한다. 건강한 유모세포는 평소엔 누워 있다가 귓속으로 진동이 들어오면 내이의 압력 차로 부르르 떨면서 바짝 일어선다. 그 탄성력이 소리에너지를 전기에너지로 바꾸어 뇌에 청각 신호를 전달해 주는 것이다. 하지만 피로하고 쇠약해진 유모세포는 탄성력이 떨어져 누워 있다 일어서는 속도가 느리거나 아예 일어나지를 못한다. 이명난청 치료의 핵심은 바로 여러 원인으로 쓰러져 있는 유모세포의 기능을 회복시켜 정상적인 혹은 정상에 가까운 역할을 할 수 있게 하는 것이다. 유모세포의 전기운동량과 점탄성력을 높여주면 청신호 전달력이 개선된다. 마치 수술 후 근력을 키우기 위해 재활운동을 하는 것처럼 쓰러진 유모세포를 활성화하는 치료가 바로 '소리재활치료'다.

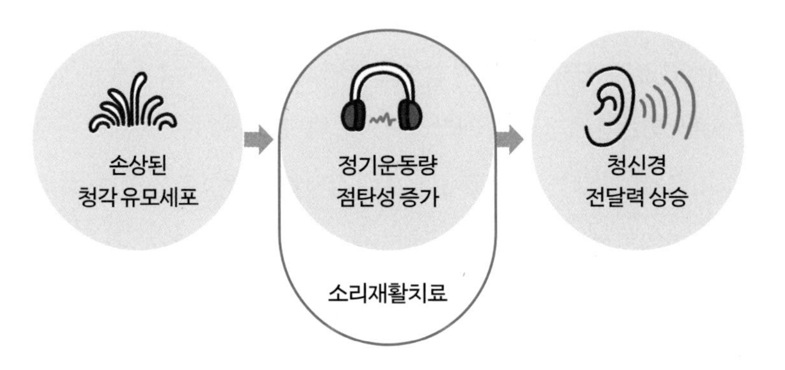

소리재활치료는 이명난청 환자들을 위한 활청치료프로그램 중 하나로, 미세청력검사로 손상된 유모세포의 위치를 파악한 후 손상된 주파수대의 소리를 일정 시간 들려줌으로써 유모세포를 재활시키는 것이다. 이를 통해 청력을 개선하여 이명을 완화한다. 이러한 소리재활치료는 이명난청 치료에 있어 중요한 역할을 하는 치료다.

소리재활치료가 난청 치료에 도움을 준다는 사실을 밝혀낸 연구가 있다. 미국 스탠퍼드대학교에서 난청 환자들을 대상으로 특정 주파수를 청력역치에 맞추어 매일 1시간씩 2주 동안 듣게 하는 실험을 하였다. 연구 결과에 따르면, 소리재활치료를 시행하지 않은 일반 그룹에서는 약 44%의 호전율을 보였지만, 소리재활치료를 시행한 그룹에서는 약 78%의 호전율을 보였다. 소리재활치료는 스스로 매일 듣는 환자의 역할이 치료에 있어 매우 중요하다. 의료진이 환자에게 맞춤 음원을 제작해주면 하루에 한 시간 이내로 매일 듣는다. 이 음원은 환자의 손상 주파수 구간에 맞춰 제작되기 때문에 환자 본인은 그 음원을 들어도 소리가 안 들리지만 비환자나 다른 환자에게는 들린다. 본원에서는 매달 청력검사를 하여 경과에 따라 소리재활치료에 사용되는 음원을 다시 제작하여 제공하고 있다.

소리재활치료가 부작용이 있을까 걱정하는 환자들이 있다. 하지만 소리재활치료는 하루에 정해진 시간만큼만 듣고, 환자마다 적절한 소리와 크기를 맞춰서 제작하기 때문에 안심해도 된다. 간혹 이명이 더 커지는 것 같다고 말하는 환자도 있는데, 치료 도중 이명이 더 커지는 것은 난청의 깊이가 이명의 깊이보다 클 때 발생하는 일시적인 현상이다. 유모세포가 활성화되는 과정에서 약 2~3주 정도 이명소리가 더 커지는 이명변동기가 있을 수 있는데, 치료과정에서 생기는 자연스런 현상으로 의료진과 상의하길 바란다.

소리재활치료에 사용되는 음원은 백색소음과 다르다. 백색소음은 사람이 들을 수 있는 주파수 범위 전체에 걸쳐 균일하게 분포된 소음을 말한다. TV의 빈 채널에서 나는 소리가 대표적인 백색소음이다. 또 빗소리나 파도소리, 바람소리와 같은 자연음들도 백색소음에 속한다. 백색소음은 ASMR처럼 자율감각 쾌락반응을 유도한다. 그렇기에 백색소음을 들으면 심리적 안정감을 느끼게 되고, 이런 이유로 이명 소리를 가리려는 목적으로 사용되기도 한다. 하지만 백색소음은 가청 주파수 전체 범위의 소리이기 때문에 손상된 영역뿐만 아니라 손상되지 않은 영역까지 자극하게 된다. 이명은 특정 주파수 구간이 손상되어 나타나는 증상이므로 모든 주파수를 자극할 필요는 없다. 백색소음은 자극이 필요 없는 유모세포까지 더 피로하게 만들어 손상 범위를 넓히고 가속하기도 한다. 또한 백색소음은 그 소리 자체로 이명이 차폐되어야 하기에 큰 소리로 제작된다. 어떤 소리든 세게 들으면 뇌가 처리하는 정보량도 과부하 되어 귀와 뇌는 상당히 피로해지고 체력 소모도 많아진다. 소리재활치료 음원은 뇌가 특별히 처리하지 않아도 될 만큼의 크기로 뇌 피로도도 훨씬 덜하다. 결론적으로 소리재활치료는 환자의 손상된, 즉 특정 주파수만 자극할 수 있어 안전하고 효과적이다.

막힌 청신경 순환길을 열어라

우리 몸의 모든 신경은 뇌와 척추로부터 나와 말초신경까지 이른다. 이 과정에서 척추의 바른 정렬이 굉장히 중요하다. 척추의 바른 정렬은 청신경의 건강을 위해서도 필수적이다. 척추 정렬은 골반 교정부터 시작한다. 활청외치요법은 골반부터 경추까지의 정렬을 바로 잡아주고, 얼굴뼈의 위치를 미세조정하여 귀와 뇌의 순환을 원활하게 해준다. 특히 돌발성 난청의 발병기전 중 하나로 내이의 혈액순환 장애가 주목받고 있는 만큼, 귀의 혈액순환은 치료에 있어 필수적이다.

귀로 들어가는 혈액순환길과 신경전달로를 순조롭게 하는 활청외치요법은 활정외치요법A와 활청외치요법B로 구성되어 있다.

활청외치요법A

활청외치요법A는 경추로부터 청각신경로까지의 신경전달로를 열어주는 치료로 엎드려서 치료한다. 골타요법을 통해 골반, 요추, 흉추, 경추로 이어지는 몸 뒤편 척추의 정렬을 바르게 하여 척추 사이사이에서 나오는 신경과 혈관들의 압박을 풀어준다. 일반적인 교정은 뼈에 직접적인 진동을 하지 않고 근육을 밀어주는 방법을 주로 사용하지만, 골타요법은 틀어져 있는 부분에 의료용 도구를 사용하여 직접적인 자극을 주기 때문에 즉각적인 효과를 낼 수 있다.

골타요법을 할 때 환자가 특히 아파하는 척추분절이 있는데, 이는 한의학에서 말하는 '배수혈(背兪穴)'과 관계가 깊다. 구조의학적으로 보면 해당 장기로 들어가는 혈관과 신경길이 막혀있는 것이다. 불면의 반응점, 위장장애의 반응점, 공황장애와 같은 불안과 화병, 스트레스의 반응점들이 모두 몸 뒤편 척추를 중심으로 분포한다. 또한 골타요법을 통해 척추 앞에 있는 심장, 간장, 비장, 위장, 대장, 신장 등 장기의 순환도 편안해진다.

골타요법 후 약침치료를 한다. 한약의 효과와 침의 효과를 동시에 볼 수 있는 약침치료는 영양을 주어 빠른 재활을 돕는다. 약침치료를 마치면 심부자기온열침치료를 진행한다. 심부자기온열침치료는 심부 깊은 곳까지 열 자극을 전달하는 뜸치료와 혈자리에 놓는 침치료가 합쳐져 더욱 효과적이다. 전통한의학 치료에선 이명난청 혈자리에 뜸을 많이 이용했다. 그런데 피부 화상의 위험과 호흡기에 좋지 않은 단점 때문에 현대한의학에서는 이런 불편함은 없으면서 열 자극은 더 깊이 전달하는 의료기기들을 이용한다. 심부자기온열침치료의 효과는 치료지점 선정이 매우 중요하다. 활청외치요법A에 들어가는 혈자리 중, 흉추 1번과 흉추 2번 사이에 있는 혈자리를 정확하게 짚어 알맞은 위치의 깊이까지 자극해야 치료 효과가 크다.

활청외치요법B

귀 건강은 안면 순환과 관련이 깊다. 안면 순환은 귀 주변의 좁은 범위의 혈액순환을 포함하여 조금 더 넓은 범위의 순환, 즉 머리 전체로 가는 혈관의 흐름을 말한다. 안면 순환은 앞부분, 뒷부분, 옆부분에 걸쳐 입체적으로 이뤄지므로 전부 살펴야 한다. 활청외치요법A는 몸의 뒷부분, 즉 척추를 통한 신경전달로를 열어주는 치료이고, 활청외치요법B는 앞부분과 옆부분, 경추횡돌기와 안면을 구성하는 뼈와 턱관절을 통해 이뤄지는 혈액순환길을 열어주는 치료이다.

귀는 다른 신체 기관과 달리 측부순환이 없다. 측부순환이란 주혈관이 막혔을 때, 우회할 수 있는 혈관이 있어 순환이 계속될 수 있다는 말이다. 그런데 귀는 주혈관만 있어, 혈관이 막히거나 좁아지면 문제가 생길 수밖에 없다. 귀로 가는 순환길에 문제가 생기면 치료가 어려워지는 이유 중 하나가 바로 귀의 순환구조 자체가 취약하기 때문이다. 대신 인간의 귀는 구조적 한계의 단점을 보완하기 위해 태아로 조직될 때부터 튼튼하게 만들어졌다. 이 말은 귀에 이상이 생겼다는 사실은 이미 다른 기관에도 문제가 생겼을 가능성이 크다는 뜻이다.

얼굴 부위의 순환은 전부 목을 통해 이루어진다. 심장에서 경추를 통해 혈액이 올라가기 때문이다. 그런데 이명난청 환자의 경추횡돌기를 만져보면 딱딱하다. 혈액순환길이 막혀서이다. 따라서 막힌 부분을 도침으로 풀어준 후, 위로 차츰차츰 올라가면서 혈관의 순환이 순조롭지 않아서 딱딱해진 경결점들을 모두 풀어줘야 한다. 귀 바로 옆에는 인체에서 많이 쓰이는 관절 중 하나인 턱관절이 위치한다. 측두근, 내외익상근, 교근 등 턱관절 주변 근육의 긴장을 풀어 턱관절 위치도 바르게 해준다. 따라서 활청외치요법B는 두통이 동반되는 이명 환자에게 특히 효과가 좋다.

활청외치요법B는 추나요법으로 이뤄지는 경추 쓰러스트[12]와 약침치료, 침치료 순서로 진행된다. 약침치료는 예풍혈 자리에 침을 놓는데, 예풍혈은 신경이 지나가는 자리이기에 침을 맞을 때 뻐근한 통증을 느낄 수 있다.

활청외치요법A와 활청외치요법B를 통해 혈관과 신경이 흘러가는 인체의 앞, 옆, 뒤 모두를 살펴보고 귀 자체만이 아니라 몸 전체의 순환구조를 원활하게 하여야 이명난청을 근본적으로 치료할 수 있다. 활청외치요법을 받으면 귀를 둘러싼 근육이 자극되어 하루 이틀간 음식을 씹거나 말할 때 뻐근할 수 있는데 이는 치료과정에서 나타나는 정상반응이다.

12 순간적인 힘으로 뼈의 위치를 바로잡는 추나요법

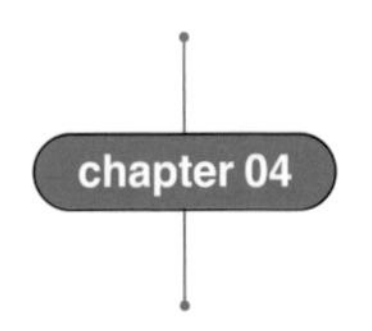

이명난청을 위한 맞춤한약이 따로 있다

활청탕, 유모세포를 되살린다

이명난청 치료는 귀의 기능이 허약해질 수밖에 없는 원인을 제거하고, 손상되고 약해진 청각세포를 회복하며 체력을 키우는 것이 핵심이다. 환자의 진맥 결과에 맞게 처방되는 한약은 발병과 악화의 원인인 몸 속 장부들의 병적인 상태와 허약함을 치료하는 데 중요한 역할을 한다. 신체회복력이 올라가면 치료 속도와 치료 효과가 상승하여 결국 질환에서 벗어나는데, 이러한 과정에서 한약이 큰 도움을 준다. 한약치료는 유모세포와 청신경기능을 되살리는 데 효과적인 약재와 환자의 12맥 중 허약한 장부의 기운을 끌어올리는 맞춤 한약으로 이뤄진다. 그것이 바로 '활청탕'이다.

귀를 포함한 모든 감각기관은 세포의 증식, 분화, 사멸을 반복하며 기능을 유지한다. 우리가 잘 먹고, 잘 활동하고, 잘 자는 건강한 일상을 반복할 때 유모세포도 영양분을 받아 건강한 기능을 유지한다. 만약 극심한 피로와 불면, 스트레스, 위장장애, 이독성 약물 복용 등으로 유모세포 성장인자가 결핍되거나 혈액순환이 이뤄지지 못해 산화적 손상을 입으면, 이명난청과 같은 청각 기능장애를 일으키게 된다. 유모세포가 활성화되려면 신체 회복력이 좋아야 하는 데 이 역할을 한약이 해주는 것이다.

물론 모든 환자에게 한약치료가 필요한 것은 아니다. 하지만 대부분 이명난청 환자는 귀 조직이 손상되어 있다. 특히 이독성 약물의 오랜 복용으로 유모세포가 손상된 환자들에겐 한약 치료가 필수다. 따라서 이명난청을 치료하기 위해서는 장기간 복용했거나 복용 중인 약물 중에 유모세포의 손상을 일으키는 약물이 있는지 확인해야 한다. 이독성 약물은 현재까지 알려진 것만 200가지나 되기 때문에 평소 청력이 좋지 않은 환자는 감기나 기타 질환에 걸리지 않도록 하고, 되도록 약물의 과다복용을 피해야 한다.

환자의 몸 상태에 맞춰 처방되는 활청탕은 이독성 약물이나 산화스트레스의 독성으로부터 유모세포를 보호하는 역할을 한다. 「시스플라틴의 이독성에서 사물탕의 보호효과」라는 논문에선 '사물탕'이 유모세포를 보호하는 효과를 나타냈다고 밝히고 있다. 숙지황, 당귀, 천궁, 작약으로 이루어진 사물탕은 보혈의 기본 처방으로 이명난청

뿐 아니라 심혈관계 질환, 뇌혈관계 질환, 부인과 질환 등에 광범위하게 응용되고 있다. 이 논문에선 동일한 이독성 약물로 세포 손상이 발생하였을 때 한약 비투여군이 세포 생존율이 52%였으나 한약을 투여했을 때는 92%까지 올라갔다고 밝혔다. 또한 사물탕을 함께 복

이명난청 환자라면 체크해야 할 이독성 약물

1. 아미노글리코사이드계 항생제

아미카신, 아르베카신, 젠타마이신, 카나마이신, 네오마이신, 네틸마이신, 파로모마이신, 스트렙토마이신, 토브라마이신 등은 잘 알려지지 않은 기제로 달팽이관의 독성을 일으킬 수 있다.

2. 루우프이뇨제 푸로세미드, 에타크린 산 화합물, 부멕스

3. 멜록시캄과 같은 비스테로이드성 항염증약(NSAIDS)

4. 백금을 함유하는 항암제

시스플라틴과 관련 물질들은 달팽이관의 유모세포에 흡수되고 활성산소를 생산하여 이독성을 일으킨다.

5. 퀴닌, 중금속

이독성은 퀴닌에 의해서도, 수은과 납 등의 중금속으로도 발생한다.

6. 아스피린

아스피린도 양쪽 귀에 고음의 이명과 청력 상실을 유발할 수 있는데, 보통은 약 복용을 중단하면 복구될 수 있다.

7. 혼합된 노출

소음과 함께 톨루엔, 스티렌, 크실렌과 같은 유기 용제에 노출되면 시너지의 방식으로 청력 상실의 위험이 증가한다.

용한 경우 유모세포의 형태가 완전하게 살아 있고 충분한 수가 살아 있었으며, 정렬도 일정해진 것으로 확인되었다. 더불어 유모세포만 아니라 유모세포를 지지하고 있는 주변의 세포들도 건강하게 보존되었다. 활청탕은 사물탕을 기본으로 처방하고, 여기에 개인별 맞춤으로 20여 가지의 약재를 배합하여 처방한다. 활청탕은 이명난청 치료와 더불어 기력 회복, 만성위장장애, 만성 불면, 만성두통 등도 같이 치료하는 효과가 있다.

자연에서 답을 찾다

이명난청을 치료하는 핵심 한약재로는 원지, 석창포, 천궁 세 약재의 조합을 가장 먼저 꼽을 수 있다. 원지와 석창포는 신경정신과 질환에 두루 사용한다. 불안감을 해소해 심신을 안정시키고, 기억력과 인지 기능을 향상하는 등 뇌의 기능을 전반적으로 끌어올려 총명탕에도 많이 쓰인다. 이러한 원지와 석창포는 인체의 옆면을 지나가는 족소양담경이라는 경락을 원활하게 하기 때문에 귀 치료에 빼놓을 수 없는 약재이다. 천궁은 안면 혈액순환을 도와준다.

두 번째로는 녹용이다. 녹용은 신경세포 회복 효과가 뛰어난 약재이다. SCI급 국제학술지에 게재된 논문을 보면 쥐의 대뇌에서 채취한 신경세포의 사멸을 유도하였을 때, 녹용 추출물에 미리 처리한 신경세포는 생존율이 매우 증가하였고 손상된 신경세포의 돌기 또한 빠르게 회복되었다. 녹용의 신경세포보호 및 회복 효과는 녹용을 많이 넣을수록 올라가는 것으로 나타났다. 이명난청은 달팽이관의 유모세포에서부터 대뇌피질까지 연결되는 청신경로의 손상과 직접적인 연관성을 갖고 있다. 따라서 기력 보강뿐 아니라 손상된 신경세포의 빠른 회복을 위해서도 녹용이 필요하다.

마지막은 바로 사향이다. 사향이란 사향노루 수컷의 사향선 분비물을 말한다. '공진단'에 주로 사용되는 약재로, 사향의 첨가 유무에 따라 약효에 큰 차이가 난다. 사향은 전통한의학에서 풍으로 쓰러졌을 때 구급약으로 쓰일 만큼 뇌와 심혈관계 질환에 강한 약리작용을 한다. 특히 돌발성 난청 환자에게는 사향공진단의 효과가 굉장히 좋다. 돌발성 난청 치료는 단기간 내에 체력을 올려주고 귀 순환을 올려줘야 한다. 사향은 개규약이라고 부르는데 귀, 코, 눈, 입 등 감각기관의 신경전달을 활성화한다. 따라서 녹용으로 빠르게 재생력을 높여 주고, 막힌 귀를 뚫어주는 사향을 처방할 때 치료 효과가 극대화된다.

한약치료 효과를 높이는 방법

귀 질환과 위장 질환은 밀접한 연관성을 갖고 있다. 이명난청 환자 대부분은 수면과 식사 시간이 불규칙하다. 건강에 있어서 가장 중요한 휴식과 영양이라는 두 축이 무너지면, 자율신경계에 불균형이 온다. 거기에 현대인들은 정신적인 스트레스까지 더해지다 보니 위장의 기운이 더욱 약해진다. 한의학의 병리기전 중, '간위불화(肝胃不

和)'라고 불리는 상태는 스트레스가 과도한 경우 위장의 기운이 억제되어 기력이 약화되는 경우를 말한다.

생활 리듬이 무너진 삶이 반복되면 몸에는 '울'이 쌓이게 된다. 울이란 오래된 병, 즉 만성질환을 뜻한다. 쉽게 노폐물이나 독소가 쌓여 있는 것으로 이해하면 된다. 한의학에서는 울을 6가지로 나누는데, 기울, 화울, 혈울, 습울, 식울, 담울이 그것이다. 기울은 스트레스로 인해 쉽게 유발되며, 기가 막히거나 감정이 치우쳤을 때 가슴이 답답하고 옆구리가 묵직한 느낌이 대표적이다. 그 외에도 생리불순 등을 일으키는 혈울, 얼굴에 열이 나고 더위를 느끼는 화울, 액체성 잉여생산물이 누적되어 위장기능에 방해가 되는 습울이 있다. 특히 식울의 경우 과식으로 인해 남은 잉여생산물이 순환되지 못하고 위장 등 몸 곳곳에 쌓이는 것이다. 이 5가지 울이 심화되어 만성화되면 담울이 나타난다. 담으로 인해 순환되지 않으니 기력은 부족해지나, 식탐이 생겨 오히려 적체되는 상반된 반응이 나타나면서 담음(痰飮)으로 인한 악순환에 빠지게 된다. 이런 경우 위장의 기력이 서서히 떨어지게 된다. 오늘날은 태생적으로 소화력이 약한 사람보다 적체가 쌓여 위장 질환을 앓는 환자가 더 많다.

이명난청 환자들은 복잡한 병리기전을 함께 가지고 있는 경우가 많기에 단계별로 약을 처방해야 한다. 아무리 좋은 약재로 만든 처방이라도 환자의 몸 상태가 깨끗하지 않으면 약의 효과가 나타나기 어렵다. 그래서 한약의 흡수율을 높이고 치료 효과를 극대화하기 위해서 한약부스터를 먼저 처방한다. 이를 통해 몸에 있는 울을 제거하고 한약이 흡수되기 좋은 환경을 만들어주는 것이다. 또한 잘못된 생활 습관으로 인해 한약을 복용하는 중에도 울이 생길 수 있다. 그럴 때는 주치의와 상의하여 한약을 잠시 중단하고 한약부스터를 3~5일 복용한 후, 이어서 치료를 재개한다.

이명난청 치료를 위해 울을 제거하고 맞춤한약을 복용함으로써 치료 기간이 빨라지고 효과도 훨씬 좋아진 사례들은 임상 현장에서 많이 볼 수 있다. 일상생활에 지장을 줄 만큼 몸이 안 좋은 경우, 치료를 받아도 결과가 기대에 못 미칠 때가 많다. 이럴 때는 몸을 먼저 보하고 기력을 되살리는 한약 치료가 필요하다.

5대 숨길을 열어주는 활비치료

비염은 호흡기 전반에 영향을 끼친다. 코는 비강, 인두, 후두를 통해 폐와 연결되어 있기에 비염이 심해지면 축농증, 인후염, 후비루, 수면무호흡으로 발전한다. 이 질환들의 증상은 다르지만, 그 원인은 모두 코로 숨 쉬는 호흡 구조가 망가져서 생긴 것이다. 활비치료는 코의 5대 숨길을 확보하여, 코로만 숨 쉬는 호흡 구조를 만들어 폐의 기능을 활성화시킨다. 다른 신체 기관과 마찬가지로 코도 몸 전체와 유기적으로 연결되어 있다. 따라서 만성적으로 코를 병들게 했던 허약한 장부의 맥을 살리고 몸 전체의 회복력을 높여 점막 면역을 회복시키는 치료를 해야 한다. 면역력을 높여주면서 직접적으로 점막을 재생시키는 치료가 활비치료이다. 활비치료시스템은 내시경으로 콧속을 살피며, 콧속 점막 깊은 곳까지 자극하여 사혈시키고 정맥재생약침을 시술하는 비수술 비강확장술, 폐맥을 살리는 한약(활비탕)치료, 석션치료, 공기압을 활용하여 콧속 공간을 확보하는 비강교정술이 통합된 치료이다.

코 질환 환자들은 오랫동안 코로 깊은 숨을 쉬지 못했기에 대부분 두통이나 코골이, 수면무호흡 등의 증상을 동반한다. 콧속 점막의 염증으로 인해 점액 분비샘 조절능력에 문제가 생겨 콧물이 계속 나거나 건조해진다. 점막이 예민해지면서 재채기, 가려움 등의 알레르기 반응이 나타나기도 한다. 이와 동시에 코의 숨길이 좁아져 코를 골게 되고 심하면 수면무호흡까지 나타난다. 우리 얼굴에는 코 주위를 둘러싸고 있는 여러 개의 공기주머니인 부비동이 있는데, 부비동에 공기가 드나들며 순환한다. 부비동을 통해서 두개강 안에 생긴 열이 발산되어야 뇌가 식혀진다. 그런데 코와 부비동이 막히게 되면 열이 빠져나갈 곳이 없어져 머리가 맑지 않고 멍한 느낌이 들고, 두통에 시달리거나 눈 충혈, 눈 피로 등의 증상이 나타난다.

활비치료를 하기 위해 먼저 환자들을 문진하여 병력과 증상을 듣고, 맥진을 통해 12가지 맥의 상태를 파악한다. 이후 체열진단을 통해 몸의 어떤 기능이 허약한지, 안면 순환은 잘 되고 있는지, 경추 불균형이 있는지를 살핀다. 만성 코 질환 환자들은 대부분 폐맥과 비맥이 허약하다. 더욱 고질적인 환자들은 신맥까지도 허약해져 있다. 또 축농증이나 목 가래가 많은 환자는 위장 맥의 순환이 떨어진 경우가 많다.

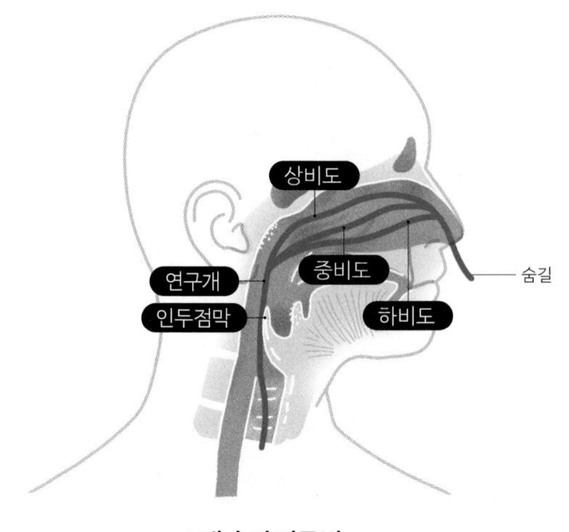

<5대 숨길 접근법>

체열진단과 비내시경 검사를 마치면, 점막재생약침을 점막에 주사한다. 일반적인 침치료는 하비도, 즉 하비갑개에 침을 놓는다. 하지만 본원에서는 하비도, 중비도, 상비도, 인두점막, 연구개까지 총 5대 숨길에 직접 침을 놓는다. 침치료를 통해 점막의 부종과 울혈을 빼고 공간을 만든 다음, 그동안 배출되지 못하고 깊숙이 차 있는 농을 석션으로 빼준다. 마지막으로 안면의 순환을 높여줄 수 있는 경추교정치료를 한다. 안면에 나타나는 혈액과 신경순환은 모두 목을 통해서 이루어지기 때문에 경추가 틀어져 있거나, 경추횡돌기에 신경유착이 있다면 구조적으로 코가 건강할 수가 없다. 이런 문제가 있는 경우엔 유착박리도침이나 경추교정술, 공기압을 통한 비강교정술을 통해 건강한 호흡의 구조를 만든다.

처음 치료를 받으면 코가 뻥 뚫린다. 물론, 치료 초반에는 다시 붓기를 반복하지만 치료가 진행될수록 다시 붓기까지의 시간이 점점 벌어진다. 반나절이나 하루 동안 붓지 않다가, 나중에는 점점 시간이 벌어져 일주일, 한 달 동안 코 막힘없이 시원하게 숨 쉴 수 있게 된다. 코로 제대로 숨만 쉬어도 저절로 낫는 병들이 많다. 이러한 사실은 임상에서 수없이 증명되고 있다. 특히 이명난청은 안면 순환과 깊은 관련이 있기 때문에 코 질환과도 직접적 연관을 가진다. 코 호흡은 건강의 근본이다. 코로 숨 쉬는 호흡으로 귀 건강을 지켜야 한다.

비염과 연관된 질환

비염과 동반되는 질환 중 축농증의 발병 비율이 가장 높다. 비염이 심해지면 축농증이 생기냐는 질문도 많이 받는다. 비염은 콧속 길에 염증이 생긴 것이고, 축농증은 코 옆 공간인 부비동에 염증이 생긴 것이다. 따라서 비염이 있다고 꼭 축농증이 발병되는 것은 아니지만, 염증이 퍼질 가능성이 커 비염이 오래 진행되면 축농증이 나타날 수 있다.

비염이 없는데 코를 심하게 고는 이유를 묻는 환자들도 있다. 사실 이 경우는, 콧속이 아니라 코에서 목으로 넘어가는 부위에 염증이 생긴 것이다. 잘 때 코에서 소리가 나면 전부 코골이로 알고 있지만, 사실 코골이와 목골이는 다르다. 또한 코골이를 기도가 막혀서 나는 소리로 잘못 알고 있는 사람들도 많은데, 코골이는 코의 숨길이 좁아져서 나는 소리다. 그리고 코에서 목으로 넘어가는 부분에 염증이 생기고 붓게 되면 기도가 좁아지면서 숨을 쉴 때 소리가 나는 목골이가 생기게 된다. 비염과 동반된 코 질환은 공통으로 비강 안 점막의 손상과 관련 있다. 질환별, 환자별로 염증이 생긴 부위나 그 정도는 다를 수 있지만, 염증을 치료하고 점막을 재생해야 한다는 점에서 치료는 비슷하다. 점막의 염증을 치료하고 튼튼하게 보강해준다면 비염과 함께 코와 관련된 질환들도 치료할 수 있다.

코 건강에 있어 중요한 것 중 하나가 바른 자세이다. 비염 환자의 대부분이 목뒤가 뭉쳐 있는데, 평소 자세가 바르지 않기 때문이다. 나쁜 자세로 오래 있으면 뇌 후두부가 딱딱해지기 마련이다. 또한 비염 환자들은 등뼈(흉추)의 정렬도 바르지 못하다. 경추 뼈들 사이에서 코와 관련된 신경이 나오고, 등뼈 중 3~5번 뼈는 폐와 관련된 부분이다. 바르지 않은 자세나 틀어진 뼈로 인해 신경들이 눌리면 코의 혈관과 림프 순환에 장애가 생긴다. 그리고 이러한 장애가 코 질환으로 진행되는 것이다. 따라서 비염 환자는 자세만 바꿔도 치료에 큰 도움을 받을 수 있다. 경추와 흉추의 정렬을 바로잡아주면, 압박되었던 신경들의 숨통이 트이면서 비염이 완화되는 원리다. 그래서 비염을 치료할 때 척추교정을 위해 추나치료를 같이 한다. 틀어져 있는 경추와 흉추를 바르게 잡아주면 비염과 함께 자세 불량으로 인한 통증도 사라져 일석이조의 효과를 누릴 수 있다. 평소에 어깨와 등을 펴는 자세를 취하고 고개를 앞으로 계속 숙이거나 한쪽으로 기우는 자세를 피해야 몸의 통증만이 아니라 코 질환도 예방할 수 있다.

자세 교정과 함께 코 질환에 좋은 혈자리를 마사지해주는 것도 예방과 치료에 도움이 된다. 콧방울 바로 옆 영양혈이 대표적인 혈자리이다. 여기서 2cm 정도 위의 상영양혈도 주요 마사지 자리이다. 또한 앞머리가 시작되는 부분에서 2cm 정도 위인 상성혈을 꾹 눌러주면 좋다. 10초간 눌렀다가 잠시 떼고 다시 10초간 자극을 줬다가 떼기를 반복하면 된다. 체형을 바르게 하는 습관과 혈자리를 자극해주는 마사지는 치료의 보조적 방법인 생활관리법이다.

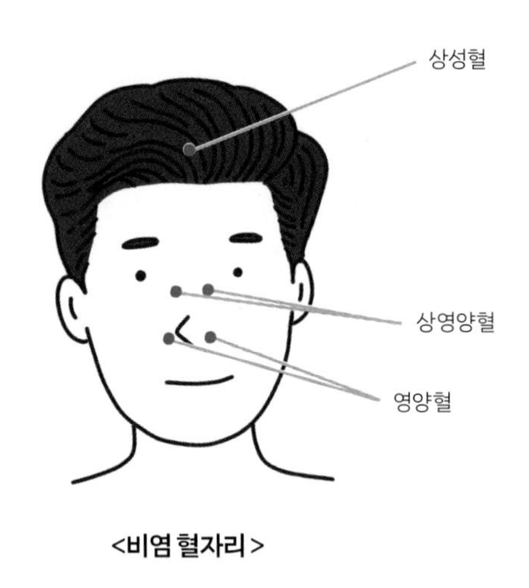

<비염 혈자리>

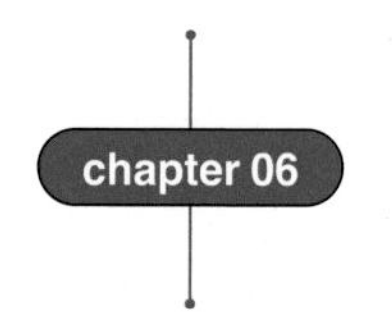

마음을 만져
이명난청 치료를 돕는다

신기태(53세, 남) 님은 치료를 졸업하며 본인의 치료일기를 감사의 선물로 주셨다. 기태 님은 특히 상담요법을 통해 불안감을 해소하게 되었고, 울림소리에 무관심해지면서 치료에 더 집중할 수 있었다고 말했다. 이명의 변화와 치료과정을 상세히 적은 치료일기에는 특히 정신상담요법이 도움이 많이 되었다고 쓰여있었다.

정신적인 부분이 병의 발생과 진행, 그리고 회복에 지대한 영향을 나타내는 것을 '심신증'이라 하며, 한의학을 심신의학이라고 표현하기도 한다. 건강에 대한 에너지를 높이는 정신 자극은 희망, 믿음, 긍정 암시, 전문지식, 체계적인 계획, 결단력, 끈기, 조력 집단의 힘 등이다. 이와 반대로 건강에 대한 에너지를 앗아가는 정신 자극은 '두려움'으로 통칭할 수 있다. 인간이 두려움을 느끼는 5가지 영역은 비판, 질병, 관계 상실, 노화, 죽음이다. 이 영역들에 두려움, 의심, 우유부단함 셋 중 하나만 있어도 정신적, 육체적 건강을 갉아먹는다. 특히 질병에 대한 두려움은 환자가 치료목적을 이루고 안정된 삶을 되찾는데 큰 방해가 된다. 따라서 맞닥뜨린 현실에 대한 두려움을 직시하고 이에서 벗어날 수 있는 정신적 자극, 육체적 자극이 총체적으로 함께 이루어져야 한다. 그것이 가능해질 때, 이명난청 환자들의 치료 호전율을 높이고 안정된 삶을 되찾게 한다는 치료의 본질적 목표를 이룰 수 있다. 그래서 본원에서는 육체적 치료만이 아니라 정신상담요법을 치료프로그램에 포함하고 있다. 정신상담요법의 목적은 두려움을 전문지식과 긍정으로, 의심을 희망과 믿음으로, 우유부단함을 체계적인 계획과 결단으로 전환하여 이명난청의 치료를 완성한다.

이명난청 환자들의 병리적인 정신상태는 질병과 노화에 대한 두려움과 밀접한 관련이 있다. 사람에 따라 의사소통이나 관계에서 과도한 감정반응(분노나 회피)을 나타내는 경우는 비판에 대한 두려움이 큰 경우이다. 질병에 대한 두려움에는 신체적, 사회적 원인이 있다. 우리가 질병을 두려워하는 이유는 그에 따라 발생하는 경제적인 비용이 두려워서이기도 하다. 또한 병원에 오는 사람들의 75%가 건강염려증을 앓고 있다고 추산되기도 한다. 질병에 대한 두려움은 심지어 아무 원인이 없는데도 신체적 증상을 생기게도 한다. 이런 환자의 정신적 특성을 이해하고 치료의 전과정을 관리하는 것은 치료의 성공

여부를 결정한다.

질병에 대한 두려움의 7가지 징후

1) 부정적인 자기암시: 자기암시를 부정적인 방식으로 사용하는 습관이 있다. 온갖 병리적 증상들을 예상하고 미리 찾아본다. 자신의 질병을 말하는 것을 좋아하고 수술, 사고, 질병에 대해 사람들과 이야기하는 특징을 보인다. 또한, 다른 사람들이 효과를 보았다고 추천하는 온갖 유행 요법과 주장들을 실행해온 이력이 있다. 전문가의 조언 없이 맹목적으로 따라 하고 민간요법, 미신적인 요법까지 시도하기도 한다.

2) 건강염려증: 병에 대해 끊임없이 이야기하고, 병에 대해 지나치게 생각한다. 그 결과 자신에게도 언젠가 그 일이 일어날 것으로 생각한다. 건강염려증이 실제 질병보다 더 위험한 경우도 많다.

3) 운동 부족: 질병에 대한 두려움은 적절한 신체활동을 방해한다. 그 결과 대사증후군, 비만 상태가 되어 신체 회복력을 급격히 약하시킨다. 운동 부족이 두려움으로 인한 것이라면 단순히 "건강을 위해 운동을 해야 한다."라는 조언은 도움이 되지 않는다.

4) 면역력 저하: 질병에 대한 두려움이 신체의 저항력을 망가뜨려, 질병에 취약하게 만들기도 한다. 면역력이 취약하다는 생각이 면역력을 실제로 취약하게 만드는 것이다.

5) 응석: 질병 증상을 찾고, 자신의 게으름을 변명하거나 본업에

대한 핑계로 삼기 위해 아픈 척을 하는 경우다. 회피와 거짓을 일삼는 정신 습관을 지니고 있다. 대부분의 환자는 이에 해당하지 않으나, 해당하는 경우 치료가 어렵다.

6) 음주벽: 병의 원인을 제거하기보다는 고통을 덜려고 술을 마시거나 약물을 오남용한다. 주치의에게 음주사실을 숨기기도 한다.

7) 질병에 대한 정보를 구하는 습관: 끊임없이 병과 관련된 책, 그중에서도 결과가 좋지 않은 정보만을 탐닉한다. 치료 중에도 계속해서 다른 의사를 찾아다니고, 상담 받기 원하며, 인터넷을 통하여 부정적인 정보를 모으는 집착 성향을 보인다.

이비안의 6단계 정신상담요법

환자는 자신의 고통에 대하여 의학적으로 평가받고자 하는 욕구가 있다. 치료 결과는 환자의 육체적 건강만이 아니라 정신적 건강까지 챙길 때 가장 좋아진다. 따라서 환자가 자신의 고통을 의학적으로 평가 받는 것은 의료현장에서 가장 중요한 일이다. 의학지식이 이미 상식이 된 시대 상황에서 자신의 병명을 아는 것은 중요한 과제가 아니다. 환자들은 이제 병명보다는 자신의 상태가 어느 방향으로 갈지, 좋아졌거나 악화하지는 않았는지, 혹시 다른 질환으로 발전하지는 않을지, 완치까지 어느 정도 시간이 걸리는지에 대해 임상의사의 판단과 설명을 원한다.

"예측했던 대로 결과가 나왔네요. 그렇다면 치료의 방향은 더 명확해졌습니다."

"현재 나와 있는 지표가 제가 설명해드린 대로 변화하도록 치료가 진행될 것입니다. 진료를 하면서 한 달마다 재검사를 해서 진료가 목적대로 잘 진행되는지 확인할 수 있을 것입니다."

이렇게 현재의 치료 결과와 단계, 앞으로의 치료 방향과 목표, 방법 등을 의사가 설명해줄 때 환자는 나을 수 있다는 긍정적인 동기부여와 의료진에 대한 신뢰를 갖게 된다. 표준적인 진료를 하더라도 모든 환자가 똑같이 반응하지 않기 때문에, 경과에 따라 그에 맞는 의학적 평가와 계획에 대해 주치의가 환자와의 접점을 만들어내는 것이 중요하다. 그럴 때 이명난청 완치까지 가는 긴 과정을 완주할 수 있다.

<6단계 정신상담>

1단계: 육체적 정신적 고통에 대한 검사를 기반한 의학적 이해와 공감을 바탕하며 체계적인 해결방안과 치료계획을 제시한다. 이명난청의 치료의 과정은 장기간의 치료동맹이 필요하다. 환자와 의사 간에 라포(Rapport)가 형성 되는 시기다.

2단계: 이명의 발생과 회복의 치료과정을 그림과 함께 쉽게 설명하는 시기다. 이러한 과정을 통해 치료 중 나타나는 반응에 대한 부정적 연관성이나 부적절한 생각을 교정하여 긍정적인 사고와 관점으로 전환한다. 치료받는 동안 환자는 어쩔 수 없이 고통의 시간을 통과할 수밖에 없기에 치료 기간 환자가 어떤 마음과 자세를 가지느냐는 중요하다. 치료받는 동안의 환자의 마인드를 세팅하는 시기이다.

3단계: 이명과 불안 감정의 역학관계를 학습하고, 악순환에서 벗어나 이명을 수용하도록 돕는다. 이명의 변화에 의연해질 수 있도록 환자의 개개인별 유발요인을 파악 후 TV나 영화를 보거나, 산책하며 자연의 소리를 듣는 등 감정 환기 요법으로 부정적인 감정을 긍정적인 감정으로 전환하도록 돕는다.

4단계: 이명 고착화 방지를 위한 신경 끄기를 연습한다. 환경소음을 이용하여 이명신경활동과 배경신경활동을 대조시킴으로써 이명 소리를 작게 느끼도록 한다. 일상생활에서 냉장고, 에어콘, 시계 소리 등의 생활소음을 실제로 인지하지 못하듯, 이명에 대한 인지도 그렇게 할 수 있도록 치료를 돕는다.

5단계: 신경정신과적인 질환을 앓고 있는 경우는 별도의 전문상담요법을 시행한다. 주 1회 매번 50분간 진행되며, 10회 단위로 상담한다. TCI 기질 및 성격검사로 강박장애, 불안장애, 우울 기질 여부를 파악하고, 환자의 정신적인 자생력 회복을 위한 재원을 극대화하여 트라우마 상황을 유연하게 다룰 수 있도록 돕는다.

6단계: 이명난청을 졸업한 후에도 재발하지 않도록 필요한 전문적인 생활요법을 코칭하여 재발에 대한 두려움을 해결하고, 본인의 건강에 대한 주도적이고 적극적인 태도를 갖게 한다.

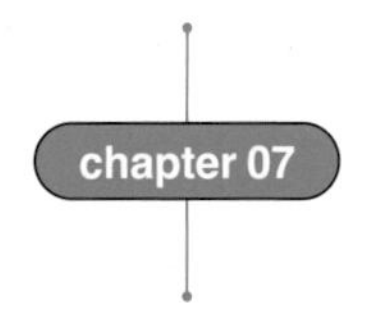

이명난청 완치를 돕는 생활요법

평생 쓸 귀를 위한 식이요법

인간은 자신이 먹는 것 그 자체다. 대부분의 병은 잘못된 식습관으로 생긴다고 해도 과언이 아니다. '타고난 유전적 체질은 장전된 총과 같고 생활습관은 뇌관을 때리는 방아쇠와 같다'라는 말을 빗대어보면, 결국 이명난청이라는 총알을 격발시키는 방아쇠는 우리가 매일 대하는 밥상이다. 한의학에서는 음식이 곧 약이며 약이 곧 음식이라는 '식약동원(食藥同源)'의 개념을 가지고 있다. 그래서 질병이 있을 때 먼저 음식으로 치료하고, 그래도 낫지 않으면 약과 침으로 치료했다. 하지만 좋은 음식 100가지를 먹는 것보다 해로운 것을 먼저 끊는 것이 더 중요하다.

무조건 끊어야 할 3가지

1) 담배

흡연은 골밀도를 감소시켜 척추의 노화를 촉진하여 귀 건강에 직접적인 악영향을 미친다. 니코틴과 일산화탄소는 혈중 산소 농도를 낮추고 취약한 구조를 가진 귀의 혈액순환을 방해한다. 니코틴 및 담배 연기는 신경전달을 방해하며, 이관과 중이 내부를 자극하여 이명과 어지럼증을 빈번하게 유발할 수 있다. 흡연이 다양한 귀 질환들이 일어날 수 있는 환경들을 조성한다는 뜻이다.

이는 여러 임상 결과로 입증되었다. 피어스 다위스가 이끄는 영국의 연구팀은 16만 4천7백 명의 성인들을 대상으로 흡연과 이명난청 사이의 상관관계를 연구했다. 흡연자 집단의 경우, 비흡연자의 집단과 비교해서 15.1%나 더 청력 손실의 위험이 큰 것으로 조사되었다. 더 심각한 문제는 간접흡연자도 일주일에 최소 10시간 이상 담배 연기에 노출되면 청력 손실의 위험률이 40% 정도 올라간다는 점이다.

흡연은 특히 청소년기의 이명난청의 위험을 훨씬 높이는 것으로 나타났다. 서울시 보라매병원 이비인후과 연구팀은 2008년부터 2011년까지 국민건강영양조사 데이터를 바탕으로 12~18세 청소년 2천7백82명을 대상으로 설문조사를 실시했다. 간접흡연자들이 이명으로 인해 성가심, 수면방해를 겪은 비율을 조사하고, 소변으로 배출되는 니코틴 대사물질인 코티닌 농도를 비교해 흡연과 이명의 연관성을 검증했다. 그 결과 전체 청소년 중 17.5%가 이명을 앓고 있었으며, 이명을 호소한 이들 중 직접흡연을 경험한 청소년은 10.1%, 간접흡연에 노출된 청소년은 27.4%에 달했다고 한다. 이로써 간접흡연도 직접흡연과 동일한 영향을 받는다는 사실이 확인되었다.

2) 술

알코올은 혈액과 뇌에서 빠져나간 뒤에도 내이의 체액으로 흡수되어 체내에 상당 기간 머물러 있다. 내이가 알코올의 영향을 받으면, 방향 감각을 잃고 현기증이 난다. 술에 취하면 비틀거리는 이유가 이 때문이다. 특히 잦은 음주는 어지럼증만이 아니라 이명을 일으킬 수 있다. 음주로 인한 습관성 이명은 만성으로 진행될 가능성이 커진다. 음주와 이명난청 발병 간의 상관관계는 여러 임상연구로 뒷받침되고 있다. 이명 환자 중에는 이명으로 인한 고통을 잊기 위해 오히려 술을 마시는 환자들이 있다. 당장은 술에 취해 이명으로부터 벗어나고 정신적으로도 약간의 해방감을 느낄 수는 있으나, 술이 깨면 전보다 더 커진 이명 증상으로 고생하게 된다. 치료 중에 악화되는 경우는 대부분 술 때문이다.

담배와 술만 끊을 수 있다면 이명난청 회복 속도는 무척 빨라진다. 담배와 술이 건강에 해롭다는 것을 알고 있지만, 금연이나 절주를 실천하지 못하는 건 그만큼 절박하지 않기 때문이다. 이명과 난청이 서서히 귀를 망가뜨리는 질환이다 보니 음주와 흡연의 위험성을 너무 가볍게 생각하는 경향이 있다. 이명난청의 진행이 발견되었다면 바로 금주금연을 결단하길 원한다. 그것이 임종하는 순간 마지막까지 사용할 귀를 건강하게 지키는 길이다.

3) 카페인 음료

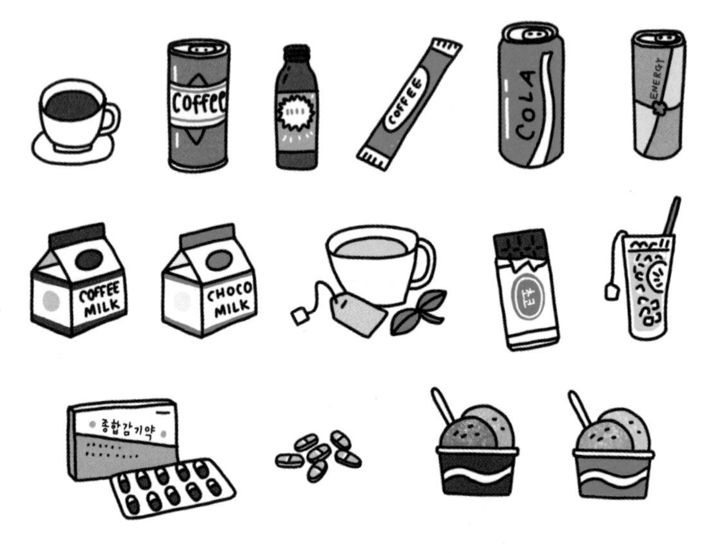

<카페인이 함유된 음식들>

카페인 음료는 용량보다는 마신 후의 신체 반응이 중요하다. 안절부절못하거나, 신경과민, 흥분 또는 불면을 겪거나 얼굴이 빨갛게 변하기도 하고, 소변이 자주 마려우며, 근육 연축 반응이 나타나고, 맥이 너무 빨리 뛰어 심장이 쿵쾅쿵쾅하며 초조해진다면 카페인이 맞지 않은 것이다. 만약 카페인 음료를 마셔도 이런 증상이 전혀 나타나지 않고 영향을 받지 않는다면 오후 1시 이후에만 자제하면 된다.

이명난청에 안 좋은 5가지

암(癌)에 안 좋은 음식이 있듯이, 이명난청에도 나쁜 영향을 미치는 음식이 따로 있다. 귀에 유익한 음식은 전반적으로 신체적인 특성, 즉 체질과 맥, 기저질환, 현재 건강 상태 등 다양한 특성들을 종합해서 판단해야 하지만 귀에 해로운 음식은 대체적으로 정해져 있는 편이다. 그중에서 공통적인 것들을 추리면 다음 몇 가지로 정리할 수 있다.

1) 과도한 염분

과도한 염분은 고혈압을 일으키거나 혈관을 수축시켜 귀 주변의 혈액순환을 방해한다. 또한 체내 여분의 염분은 혈관과 조직의 염증이나 괴사를 일으켜 장기적으로 이명을 가져오거나 기존에 있던 이명 증상을 악화시킬 수 있다. 감자칩 같은 짠 간식과 소시지나 햄 같은 염분 함량이 높은 가공식품을 끊고 나트륨 섭취를 줄인 환자들에게서 귀 울림 증상이 감소되었다는 임상결과가 적지 않다. 오늘날 많은 이명난청 환자들이 나트륨을 줄인 저염(低鹽) 식단을 고집하는 것도 귀 건강에 도움이 된다는 사실을 몸소 체험했기 때문이다.

2) 과도한 당분

과도한 소금만큼 이명에 안 좋은 게 설탕이다. 설탕이 많이 든 간식과 디저트들은 기존의 이명 증세를 악화시킬 수 있는 매우 안 좋은 음식이다. 기저질환으로 당뇨병을 가진 환자들이 아니더라도 초콜릿이나 사탕 같은 주전부리를 먹을 때 이명이 심해지는 것을 느낄 수 있다.

비밀은 인슐린에 있다. 눈과 귀, 그리고 뇌는 모두 혈액을 통해 산소와 포도당을 받아들이는데, 체내 포도당 수치가 올라가면 혈당을 안정시키기 위해 인슐린 수치 역시 덩달아 상승한다. 이를 전문용어로 고인슐린혈증(hyperinsulinemia)이라고하는데, 정상 혈중 인슐린 수치보다 많은 인슐린이 분비되면서 남아도는 인슐린이 귀로 가는 혈관에 염증을 일으킬 수 있다. 2004년 수행된 한 연구에 따르면, 이명을 앓는 84~92%의 환자들이 고인슐린혈증을 함께 앓고 있다는 사실을 발견했다. 특히 이명과 밀접한 연관이 있는 메니에르병의 발병과 고혈당이 직접적인 관련이 있다는 연구결과도 있다.

확실한 것은 내이가 잘 기능하기 위해서는 산소와 포도당의 꾸준한 공급이 필요하다는 사실이다. 이 시스템이 흔들리면 귀가 먹먹하거나 울릴 수 있다. 장기적인 고혈당은 뇌가 소리를 이해하는 청신경을 방해할 수 있고, 귀에 피를 공급하는 혈관을 손상할 수 있으며, 마지막으로 내이를 채운 림프액의 전해질 균형을 깰 수 있다. 여기서 하나 짚고 넘어갈 것은 사탕과 초콜릿 등 단 음식을 피한다고 해서 반드시 당분이 조절되는 게 아니라는 점이다. 체내 당분은 과도한 탄수화물 섭취로도 얼마든지 쌓일 수 있다. 다시 말해서, 탄수화물이 과한 식단은 이명난청에 해롭다.

3) 과도한 콜레스테롤

치즈와 버터, 적색육 같은 포화지방은 체내 콜레스테롤 수치를 증가시키고 이명의 원인이 되는 죽상동맥경화증을 일으킨다. 죽상동맥경화증은 심장병과 뇌졸중의 위험인자를 증가시킬 뿐만 아니라 이명의 원인이 되는 것으로도 알려져 있다.

특히 콜레스테롤로 인한 고지혈증이 난청과 이명을 앓고 있는 환자에게 악영향을 미친다는 연구결과가 많다. 일례로, 터키 연구팀이 42명의 이명난청 환자들을 대상으로 2년간 실시한 조사에서 저콜레스테롤 식단을 공급한 20명의 환자 집단이 그렇지 않은 22명의 환자 집단보다 증상이 훨씬 호전된 것으로 나타났다. 2014년 파키스탄 연구진에 의해 수행된 유사한 연구에서는 98명의 고지혈증을 앓고 있는 이명 환자들을 둘로 나누어 51명의 환자 집단(52%)에게 8개월 동안 매일 고지혈증약인 아토르바스타틴을 40mg을 처방하였는데 그 중 36명의 환자(70.5%)에게서 이명 증상이 호전된 사실을 알아냈다.

4) 과도한 식품첨가물

많은 이명 환자들은 자신이 일상적으로 먹는 음식에 들어있는 MSG(글루탐산나트륨)가 이명을 유발하고 악화시킨다는 사실을 미처 알지 못한다. 한 연구에 따르면, 이명이 있는 환자들은 체내에 높은 수준의 글루탐산을 가지고 있으며, 이는 청각피질에 나쁜 영향을 미칠 수 있다고 경고한다. 우리가 소스나 드레싱, 감미료 등의 형태로 MSG를 먹으면 일차적으로 소화기관에서 분해되면서 글루탐산은 신경전달물질로 작용한다. 이 신경전달물질이 귀를 공격하고 신경계를 흥분시켜 이명을 유발하게 되는 것이다.

이뿐 아니라 아스파탐 역시 귀 건강에 안 좋은 영향을 주는 대표적인 식품첨가물이다. 아스파탐은 시판 중인 제로 콜라나 막걸리 등에 들어가는데 최근 다이어트 열풍이 불면서 대부분의 음료에 설탕 대신 인공감미료인 아스파탐을 넣고 있다. MSG와 마찬가지로 아스파탐도 이명을 악화시키는 것으로 알려져 있다. 따라서 칼로리를 줄이기 위해 식품첨가물인 아스파탐을 사용한다는 건 영양학적 역설이다. 가능한 MSG와 아스파탐을 피하는 것이 귀 울림을 줄이는 지름길이다.

5) 가공 탄수화물

인체에는 산소와 영양분을 세포에 공급하는 혈관과 세포에서 발생하는 노폐물을 회수하는 역할의 림프관이 전신에 퍼져 있다. 세포 사이에 있는 투명한 액체인 림프액은 노폐물 회수와 동시에 면역기능을 하는 림프구를 실어 나르는 역할도 한다. 우리 몸의 장기 중 폐, 장, 여성의 경우 자궁, 그리고 몸의 바깥을 둘러싸고 있는 피부까지, 네 곳의 림프에 찌꺼기가 쌓이고 오염되면 그 영향은 귀까지 미친다.

귀 림프에 찌꺼기가 들어가면 이명난청이 발생하기 좋은 환경이 된다. 림프를 오염시키지 않기 위해 피해야 할 음식이 바로 가공 탄수화물이다. 정제된 밀가루로 만드는 떡볶이, 피자, 빵, 떡을 비롯하여 콘플레이크, 콜라, 사이다, 편의점 식품처럼 가공을 거쳐 만들어진 것들이 가공 탄수화물이다. 가공 탄수화물을 통해 만들어진 림프 찌꺼기의 일부는 땀으로 배설된다. 따라서 그냥 운동이 아니라 땀이 나는 운동을 해야 한다. 림프 오염의 찌꺼기는 땀을 제외하고는 모두 신장을 통해 소변으로 배설하게 된다. 그런데 가공 탄수화물을 많이 먹으면 림프에 찌꺼기가 많이 쌓여 신장에 무리가 되고, 점차 신장 기능이 저하되는 악순환이 발생한다. 한의학에서는 귀와 신장은 기능적으로 연결되어 있다. 결국 이명난청과 같은 귀 질환이 생겼다는 것은 림프 찌꺼기가 배설되지 못하고 쌓여 있다는 말이고, 그것은 곧 신장의 기능이 그만큼 나빠진 것으로 이해하면 된다. 이는 부신까지 악영향을 준다. 부신과 신장이 피로하지 않고 제 기능을 잘 할 수 있도록, 가공 탄수화물 섭취는 가능한 한 삼가는 것이 좋다.

이때 주의할 점은 모든 탄수화물을 줄여야 한다는 뜻이 아니라는 것이다. 탄수화물은 뇌세포를 움직이게 하는 에너지원이다. 탄수화물을 무조건 제한하면 뇌세포로 가는 에너지가 줄어 들기 때문에 뇌 기능이 떨어지며, 저혈당, 기력저하, 신경과민 등을 일으킬 수 있다. 탄수화물이라고 해서 다 같은 탄수화물이 아니다. 필수 영양소인 탄수화물을 건강한 탄수화물로 골라 먹는 것이 중요하다.

건강한 탄수화물은 정제되지 않은 자연 그대로의 것을 말한다. 백미가 아닌 현미, 흰 밀가루가 아닌 통밀이 좋다. '도정'을 거치지 않은 귀리, 보리, 메밀, 호밀, 수수, 기장 등이 통곡물에 속한다. 통곡물은 정제된 곡물에 비해 단백질, 식이섬유소, 비타민B, 항산화 영양소를 비롯한 각종 영양소와 철, 아연, 구리, 마그네슘 등 무기질이 풍부하다. 또한 고구마, 콩, 견과류와 당분이 낮은 과일도 건강한 탄수화물에 해당한다.

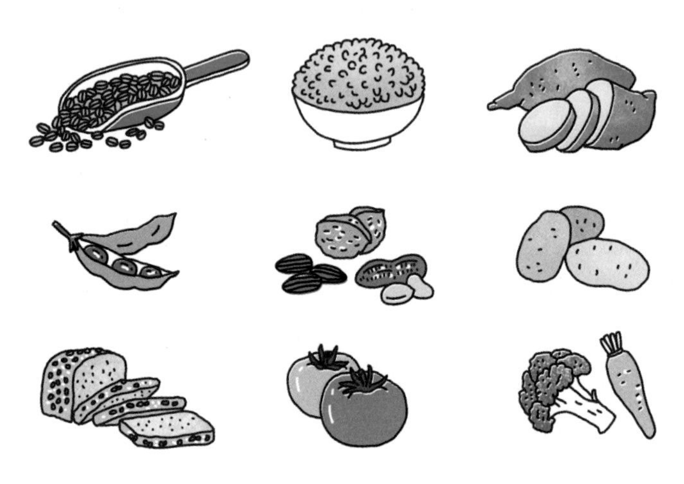

<건강한 탄수화물이 함유된 식품>

이명난청에 좋은 영양소

귀 건강을 위한 필수적인 비타민은 비타민B_{12}와 비타민C이다. 비타민B_{12}는 손상을 입은 말초신경을 복구하는 능력이 있다. 비타민B_{12} 함량이 높은 식재료는 푸른 생선, 연어, 대합, 바지락, 재첩, 간, 달걀 등이 있다. 비타민C는 피부 미용 기능 외에도 스트레스를 해소하고 피로회복에 좋다. 또 모세혈관의 기능을 정상적으로 유지하는 역할과 항산화 작용으로 노화 방지 효과도 기대할 수 있다. 비타민C가 풍부한 것으로는 색깔이 다양한 피망과 브로콜리, 유자, 골드키위 등이다.

아연이나 엽산이 들어 있는 음식도 좋다. 미네랄 중에서도 특히 아연이 부족하면 청력이 약해진다. 아연은 비타민C와 함께 섭취하면 더 잘 흡수되므로 아연이 들어 있는 식재료에 비타민C가 풍부한 식재료를 함께 요리해서 먹으면 더욱 좋다. 아연이 풍부한 식품으로는 브로콜리나 시금치, 아스파라거스와 같은 녹황색 채소와 소라나 굴, 김, 미역 등의 해조류, 갑각류인 게나 새우, 그리고 육류에는 간, 쇠고기, 양고기, 돼지고기 등이 있다. 또한 콩가루나 참깨, 아몬드, 호두, 땅콩, 잣과 같은 견과류에도 아연이 다량 함유되어 있다. 특히 녹황색 채소는 청력 약화를 방지해주고 신경안정 효과도 있으니 많이 챙겨 먹는 것이 좋다.

엽산도 꼭 챙겨 먹어야 할 영양소다. 엽산을 먹으면 혈액순환이 좋아져 귀로 충분한 혈액이 공급된다. 엽산이 많이 들어있는 음식으로는 구운 김, 미역, 말린 표고버섯, 시금치, 아보카도 등이 있다. 그리고 청력 건강을 증진해주는 비타민 A, E가 많이 들어있는 수박과 참외도 이명난청에 좋다. 다만 수박과 참외, 돼지고기는 모두 속을 차게 하는 음식으로 체질상 소음인에게는 좋지않을 수 있으니 한의사와 상담하길 바란다.

평생 쓸 귀를 위한 호흡요법

비강호흡

이명난청 환자들에게 꼭 필요한 생활 습관 중 하나가 바로 비강호흡이다. 우리는 물론 코로 숨을 쉰다. 그런데 비강호흡의 핵심은 코로만 숨을 쉬는 것이다. 입으로 숨을 쉬게 되면 입술이 건조해져서 트게 되고 목소리도 자주 잠긴다. 또한 눈과 뇌의 열을 식혀주지 못해 두통과 피로, 안구충혈, 안구 건조가 오며, 살균성분인 침이 마르면서 세균이 번식하여 입에서 냄새가 난다. 구조적으로 이관과 비강은 연결되어 있어서 우리가 계속 입으로 숨을 쉬게 되면, 이관의 기능이 약해진다. 이관의 기능이 약해지면 어지럼증, 이명, 난청과 같은 여러 가지 귀 질환이 발생하게 된다.

입으로 숨을 쉬는 것은 습관 교정만으로 고칠 수 없다. 호흡은 의지와 상관없는 자율신경반사 영역이기에 코로 숨이 조금만 적게 들어와도, 저절로 입이 벌어진다. 따라서 호흡교정의 직접적인 방법으로 코의 5대 숨길을 넓혀줘야 한다. 또한 구강호흡을 막기 위해 시중에 나와 있는 여러 장치를 사용하면 좋다. 그중에서도 입술 자체를 막아주는 입 부분 밴드를 추천한다. 거기에 더하여 추나치료를 통해 두개골과 경추 턱관절의 구조를 바르게 해주는 것도 코로만 숨쉬도록 도와주는 좋은 방법이다.

복식호흡

호흡법에는 흉식호흡과 복식호흡이 있다. 복식호흡은 숨을 마실 때 폐 밑에 있는 횡격막을 아래로 밀어내어 상복부만 부풀어 오르게 해야 한다. 숨을 깊게 들이마시고 내쉼으로써 몸 곳곳에 산소를 잘 전달되게 하고, 신체를 이완시키는 장점을 갖고 있다. 그래서 고혈압 감소, 체지방 감소, 스트레스 완화, 면역력 강화 등에 도움을 준다. 특히 스트레스를 받으면 빠르고 얕게 숨을 쉬게 되는데 이런 호흡을 계속하면 과호흡증후군이 된다. 과호흡은 몸속 이산화탄소를 부족하게 하므로 심하면 어지럽거나 실신까지 할 수 있다. 복식호흡을 하면 호흡이 안정되고 체내 이산화탄소 수치도 정상으로 돌아온다. 또한 복식호흡은 호흡이 길어서 몸 자체를 이완시키면서 더 많은 양의 공기를 들이마시게 되어 신진대사도 활발해진다.

복식호흡을 정확하게 하기 위해서는 먼저 숨을 코를 통해 깊고 크게 들이마신다. 숨을 들이마실 때 가슴과 상복부에 손을 대면 가슴은 움직임이 없고, 상복부만 부풀어 오르는 움직임이 느껴져야 한다. 즉 들이마실 때 복부를 내밀면서 풍선이 부풀어 오른다는 느낌으로 부풀리고, 내쉴 때는 풍선에 바람이 빠지듯이 천천히 복부를 집어넣으면서 숨을 치아 사이로 조금씩 끊어서 내쉰다. 복식호흡은 천천히 하는 게 좋다. 3초간 크게 숨을 들이쉬고 2초 정도 숨을 참은 뒤에 5초 동안 천천히 숨을 내쉬면 된다.

폐 주변 근육을 단련하는 운동을 함께 하면 좀 더 효율적으로 복식호흡을 할 수 있다. 의자에 앉아 등을 곧게 펴고 양팔을 위로 뻗어 올린 자세에서 숨을 깊이 들이쉬었다가 숨을 내쉬면서 양손을 발목까지 천천히 내린다. 더하여 의자에 앉은 자세에서 머리 뒤로 손깍지를 끼고 숨을 들이마시며 가슴을 넓게 폈다가 내쉬면서 양 팔꿈치를 앞으로 끌어모으는 동작이 대표적인 폐 주변 근육 단련 운동이다.

감정조절호흡

감정조절호흡법은 정신상담요법에서 권하기도 하는데, 스트레스로 지친 몸과 마음을 안정시켜주어 이명난청 치료에 도움이 된다. 불안과 분노, 그리고 긴장과 스트레스 모두 귀와 청각신경로에 좋지 않다. 부정적인 감정은 가능한 빨리 벗어나는 것이 좋다. 감정조절을 의식적으로 해야 할 필요가 있는 순간이라면 조용한 곳에서 호흡을 다스리는 것이 필요하다. 호흡할 때는 잡념을 버리고 자신의 들숨과 날숨을 조절하는 데만 신경을 집중한다. 그러는 사이 내면의 분노와 불안과 같은 부정적인 감정이 서서히 사라지고 마음이 차분해진다. 숨을 잘 쉬는 것만으로도 분노와 스트레스로부터 벗어 날 수 있다. 감정호흡법은 아주 다양하다. 여기서는 애리조나 의학센터의 앤드루 웨일(Andrew Weil) 박사가 알려주는 감정조절호흡법을 소개한다.

① 화가 났을 때: 숫자 세며 숨쉬기

정면을 바라보며 등을 곧추세우고 편안히 앉는다. 입을 다문 상태에서 눈을 감고 자연스럽게 숨을 깊게 들이마시고 1부터 5까지 세면서 숨을 내뱉는다(10분 동안 반복).

② 짜증이 날 때: 4-7-8 숨쉬기

혀끝을 윗니 안쪽에 살짝 붙인 상태에서 입으로 '쉭~' 하고 소리를 내며 숨을 끝까지 내쉰다. 그런 다음 입을 다물고 1부터 4까지 세며 코로 천천히 숨을 들이마시고 1부터 7을 세며 숨을 참은 뒤, 쉭 소리와 함께 1부터 8까지 세면서 숨을 내쉰다(3번 반복).

③ 긴장했을 때: 4-8 숨쉬기

입을 다문 상태에서, 혀를 윗니와 잇몸의 경계에 붙인 뒤 천천히 숨을 들이마신다. 이때 속으로 1부터 4까지 센다. 그리고 입으로 쉭 소리를 내면서 숨을 8초간 내쉰다(3회 반복).

이외에도 감정조절호흡으로 요가에서 사용하는 정뇌호흡, 교호호흡, 풀무호흡 등이 있다.

• **정뇌호흡:** 보통 뇌로 숨 쉬는 호흡법이라 하며, 머리를 맑게 정화하는 효과가 있다.

① 무릎을 구부려 앉는다. 그 자세에서 복식호흡을 하되 1분에 120회 정도로 짧고 빠르게 호흡하는 방법이다. 숨을 들이마시면서

배를 팽창시키고, 쉬는 호흡에 강하고 빠르게 숨을 뱉는다.

② 반가부좌 자세로 돌아와 호흡을 정리한다.

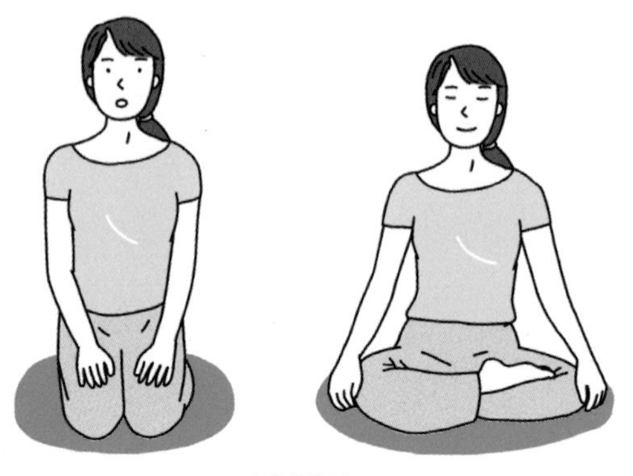

<정뇌호흡>

• **교호호흡:** 불균형하고 흐트러진 몸과 마음의 상태를 가다듬어주는 호흡법으로 기혈의 흐름을 원활하게 도와준다.

① 반가부좌 자세로 편안하게 앉는다.

② 앉은 상태에서 오른쪽의 검지와 중지를 구부려 손바닥에 붙인 후 엄지로 오른쪽 콧구멍을 막고 왼쪽 콧구멍으로 숨을 내쉰다.

③ 다시 왼쪽 콧구멍으로 숨을 들이마시고 약지로 콧구멍을 막고 잠시 숨을 멈춘다.

④ 오른쪽 콧구멍을 막고 있는 손가락을 풀어 숨을 내쉰다. 20~30회 반복한다.

⑤ 손을 무릎에 내려놓고 숨을 정리한다.

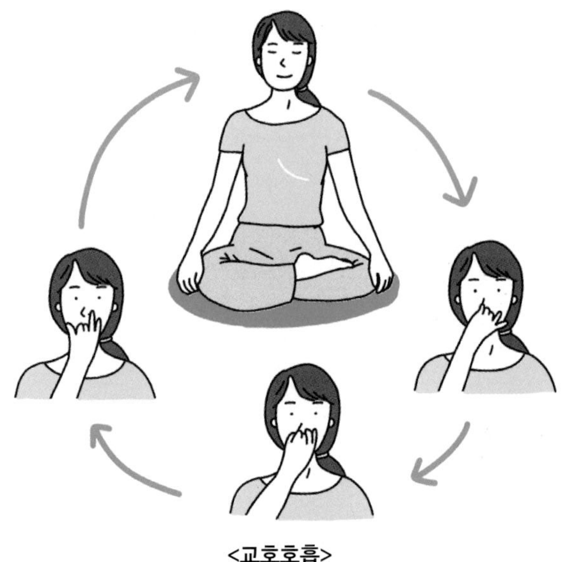

<교호호흡>

• **풀무호흡:** 수륜호흡이라고도 하며, 마치 풀무질하듯 급격하게 숨을 들이마시고 내쉬는 호흡법이다. 지방을 산화시키는 효과가 있으며 집중력을 강화시키고 머리를 맑게 하며 감정을 조절하는 데 도움을 준다.

① 반가부좌에서 양손을 하복부에 대고 들이마시는 호흡에 배가 나오고 내쉬는 호흡에 배가 들어가는 것을 느껴본다. 익숙해지면 강하고 빠르게 숨을 마시고 내쉬며 10회씩 3회 반복한다. 마무리할 때는 최대한 숨을 마시고 잠시 호흡을 멈추었다가 천천히 내쉰다.

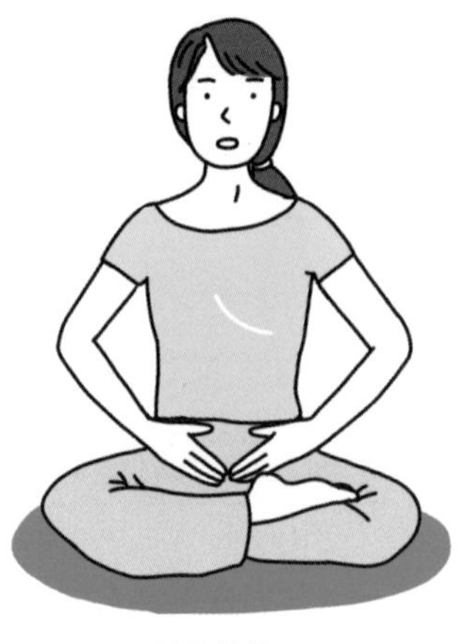

<풀무호흡>

평생 쓸 귀를 위한 수면요법

잠은 '내 몸의 의사가 일하는 시간'이다. 수면이 부족하면 만병이 생긴다. 평소에 잠을 제대로 이루지 못하거나 수면의 질이 떨어지는 사람이라면, 수면을 방해하는 습관부터 고치는 게 이명난청 예방과 치료에 좋다. 커피나 홍차같이 카페인이 함유된 음료는 오후부터 자제하고, 잠자리에 들기 직전 TV나 스마트폰을 보는 것도 절제한다. 침실은 최대한 어둡게 하고, 주변에 수면을 방해할만한 물건들은 미리 치워 두는 것도 좋은 방법이다. 공복 수면을 위해 잠들기 4시간 전에 적당한 양의 식사를 마치고, 잠들기 한두 시간 전에 간단한 스트레칭과 따뜻한 샤워를 하여 몸의 긴장을 풀고 수면을 준비하는 습관이 필요하다. 잠을 잘 못잔다고 수면제나 항우울제, 신경안정제, 진정제부터 찾는 건 바람직하지 않다. 모든 약물에는 일정한 부작용

건강한 수면 방법

① 알코올이나 처방전 없이 살 수 있는 약을 무분별하게 사용하지 않는다. 약 선택과 적절한 사용은 반드시 의학적 지식이 있는 전문가와 상의해야 한다.

② 카페인과 니코틴의 양을 제한한다. 밤에 카페인 섭취나 흡연은 수면을 방해할 수 있다.

③ 깨어있는 동안에는 활동적으로 지낸다. 활동적이고 부지런하게 움직이는 사람이 그렇지 않은 사람보다 더 숙면할 수 있다.

④ 취침을 앞두고 과도한 운동을 하지 않는다. 늦은 밤 과도한 운동은 도리어 정상적인 수면 주기를 방해할 수 있다.

⑤ 잠자리에 들기 전, 적어도 한 시간 동안 긴장을 풀도록 노력한다. 음악과 휴식, 명상과 독서 등을 통해 몸과 마음을 진정시키면 수면에 도움이 된다.

⑥ 침실을 수면 이외의 용도로 사용하지 않는다. 침대 위에서 스마트폰을 사용하거나 텔레비전을 보면 건강한 수면에 방해받는다.

⑦ 일단 침대에 누우면 즉시 불을 끈다. 조명도 수면에 중요한 요소이기 때문에 침실에 적절한 조명과 커튼을 활용한다.

⑧ 30분 안에 잠들지 않는다면 일어나서 침실을 벗어난다. 졸리지 않는데 애써 잠을 청하지 말고 다른 일을 하는 게 좋다.

⑨ 정해진 장소와 시간에 잠을 청하는 습관을 들인다. 잠자는 장소와 시간을 정해 놓으면 수면에 도움이 된다. 주말 등 쉬는 날에도 습관을 지킨다.

이 있을 수밖에 없기에 일시적으로 잠을 잘 수 있더라도 장기적인 관점에서 약물 수면은 지양되어야 한다.

이명을 악화시키는 문제 중 하나로 수면무호흡증을 꼽을 수 있다. 코를 크게 골거나, 밤새 잠을 잔 후에도 피곤함이 가시지 않는다면 수면무호흡증일 확률이 높다. 잠을 자는 동안 호흡이 일시적으로 멈추면 뇌로 가는 혈액에 산소가 차단되면서 귀에도 여러 문제가 발생한다. 수면무호흡증이 있으면, 종종 혈전 수치도 증가하여 혈액의 흐름이 원활하지 않게 되기 때문에 귀에 손상을 입는다는 연구결과도 있다. 수면의 양만큼 수면의 질도 중요하다. 한 시간을 자더라도 깊은 수면에 들면 그만큼 피로회복 속도가 빠르다.

평생 쓸 귀를 위한 운동법

신체활동과 정신 건강은 서로 연결되어 있다. 운동은 불안, 우울증, 스트레스, 불면에 도움을 준다. 운동을 하면 기분을 조절하는 데 도움을 주는 신경전달물질인 세로토닌(serotonin)을 생산하는 뇌의 능력이 향상된다. 또한 통증을 완화하고 기분을 좋게 하는 엔도르핀(endorphin) 분비도 자극한다. 따라서 운동은 피로와 스트레스가 동시에 해결되는 방법이자, 혈액순환을 개선해 이명난청 치료에도 도움이 된다. 몸에 부담이 가지 않는 유산소운동이나 에어로빅은 이명과 난청을 예방하거나 증상을 완화하는 데 훌륭한 대안이 된다. 요가와 필라테스와 같은 운동 또한 이명난청 환자들의 증상 중 하나인 스트레스와 불안감을 줄여주고 혈액순환과 근육 이완에 아주 좋은 운동이다.

목뼈가 건강해야 귀가 건강하다

이명과 난청은 특히 경추와 관련된 여러 질환과 연관성이 있다. 2021년 수행된 한 연구에서 이명 증세를 가지고 있으면서 자궁경부 통증을 호소하는 환자가 64%로 나타났고, 반대로 자궁경부 통증을 가진 환자의 44%가 이명을 앓는 것으로 조사되었다. 두 집단의 환자들은 공통적으로 자세 불안정성과 어지럼증, 5번 경추와 7번 경추 사이의 추간판의 퇴화를 갖고 있었다. 자세가 틀어진 생활을 해왔던 환자들이 자궁경부 통증과 함께 이명을 주로 앓고 있다는 사실이 확인된 셈이다.

머리나 목 부분에 외상을 입은 환자들과 이명 환자들 사이의 상관관계를 연구한 작업도 있다. 2003년, 미국 오레건보건과학대학 이명 클리닉에서 2,997명의 환자들을 대상으로 확인한 결과, 외상과 관련이 없는 이명 환자와 비교하면, 머리나 목 부위의 외상과 관련된 이명을 겪고 있는 환자들은 더 젊었고 청력 역치가 더 좋았으며, 두통을 더 자주 경험한 것으로 나타났다. 또한 집중력, 기억력, 사고력에 더 큰 어려움을 보고했고, 우울증을 갖고 있을 가능성이 더 높았다. 이로써 이명이 머리나 목의 외상의 결과로 발생하는 증상이라는 사실이 입증되었다. 심지어 독일에서 수행된 한 연구에 따르면, 외상성 뇌 손상으로 고통받는 사람 중에서 53%가 이명으로 발전한다고 한다. 일반적으로 경추 문제로 이명과 유사한 증상들을 겪는데, 대표적인 증상들은 다음과 같다.

1) 한쪽 귀에만 이명이 있다.

2) 이명이 있는 쪽 얼굴에 저림이나 마비가 느껴진다.

3) 얼굴을 만지면 경련이나 신경성 반응이 일어나 이명 증상이 악화된다.

4) 얼굴에 미소를 띠기 어렵거나 눈꺼풀이 처지는 뇌졸중 후유증 같은 증상을 보인다.

5) 음식을 씹을 때, 위아래 턱을 움직이면 딱딱거리는 소리가 귀에 들린다.

6) 입을 닫거나 턱을 움직이지 않으면 귀가 울리는 소리가 잦아든다.

평소 운동량이 많지 않은 성인은 가벼운 교통사고나 약간의 충격에도 경추와 척추 부근에 부상을 입고, 이로 인해 귀 건강에 치명적인 결과가 나타난다. 이명의 주된 원인으로 꼽히는 경추를 가벼운 스트레칭으로 풀어주는 것만으로도 이명난청 증상을 완화할 수 있다. 이때 턱과 목 근육을 집중적으로 마사지하여 경직된 근막을 다시 유연하게 만드는 것이 필요하다. 척추가 반듯하기 위해서는 특히 자세가 중요하다. 거북목, 일자목이 되지 않도록 평소에 스트레칭을 자주 하면 좋다. 그리고 바른 자세로 걷고 바른 자세로 앉는 습관을 길러야 한다. 또한 발끝 부딪치기 운동도 상당히 도움이 된다. 발끝 부딪치기 운동은 똑바로 누워서 양쪽 발끝이 서로 딱딱 부딪치도록 하는 간단한 운동이다.

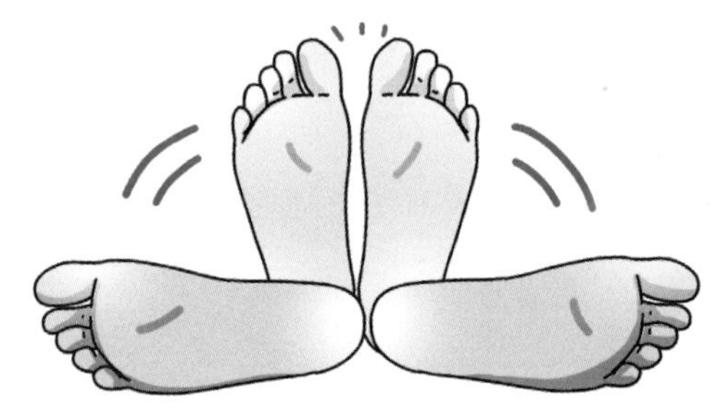

<발끝 부딪치기 운동>

턱과 경추 이완 운동법

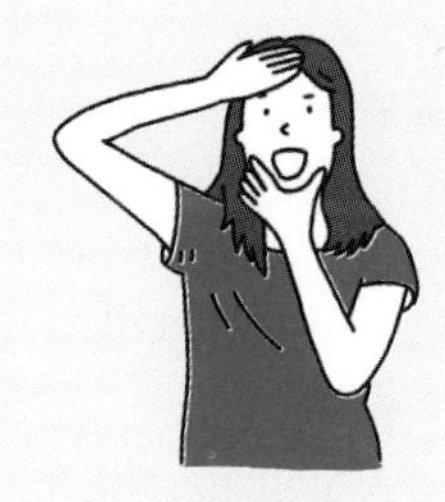
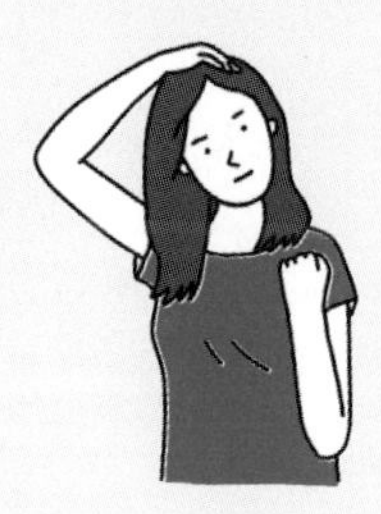
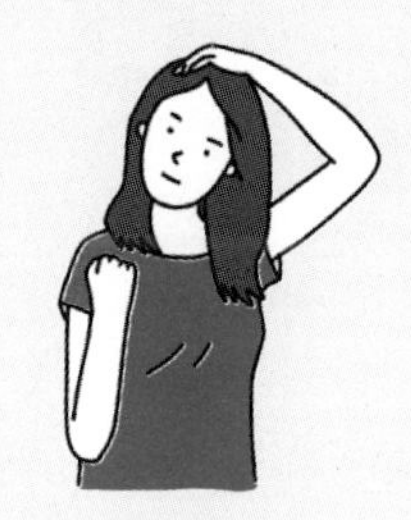

① 이 운동은 자리에 가만히 앉아 있거나 미지근한 물로 샤워하면서 할 수 있다.
② 오른손을 들어 엄지손가락과 검지로 턱을 잡고 아래로 천천히 당긴다.
③ 입 주위 근육이 가능한 한 많이 늘어날 수 있도록 입을 되도록 최대한 크게 벌린다.
④ 다른 한 손을 이마에 대고 1~2분 동안 스트레칭을 한다.
⑤ 마사지 볼이나 주먹을 가볍게 쥐고 턱 주변에 원을 그리듯 20회 가량 문지른다.
⑥ 턱과 입을 오른쪽 아래로 최대한 당기며 근육을 1분 간 늘린다.
⑦ 이번에는 턱과 입을 왼쪽으로 돌리고 1분 더 스트레칭을 한다.
⑧ 어깨를 위로 당기지 않도록 똑바로 앉아 오른팔을 구부린다.
⑨ 반대편 목 근육이 최대한 늘어날 때까지 머리를 오른쪽으로 당긴다.
⑩ 30초 동안 스트레칭을 한다.
⑪ 머리를 약간 뒤로 젖히고 30초 동안 스트레칭을 한 번 더 한다.
⑫ 반대편도 동일하게 진행한다.

이명난청 치료에 좋은 귀 운동

귀에는 인체의 축소판이 담겨 있다. 간단한 지압만으로도 독소를 제거하고 혈액순환을 원활하게 만든다. 또 어느 곳을 자극하느냐에 따라 장부의 기운도 돋을 수 있다.

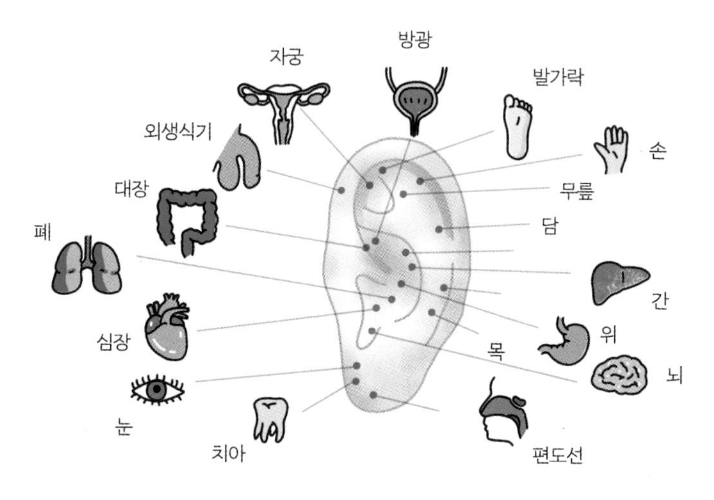

<귀는 인체의 축소판>

① 귓불 늘리기

양손으로 귓불을 가볍게 잡고 20회 정도 늘려준다. 귓불 부위에는 눈, 목, 입에 해당하는 반사구가 있으므로 1회만 실시해도 달라진 컨디션을 느낄 수 있다. 귓불을 살며시 돌려주는 것과 섞어도 좋다.

② 귀 비비기

중지와 검지를 이용하여 V자를 만들어 귀를 끼우고 위아래로 비빈다. 하루에 여러 번 해주면 더 효과적이다. 이러한 귀 비비기는 귀 전체의 혈액순환을 도와 활력을 높이고 스트레스 해소에 도움을 준다.

③ 귀 잡아당기기

귀에는 연골이 있는데, 귓바퀴 위쪽 가장자리부터 귓불 아래로 이동하며 쭉쭉 잡아당긴다. 이 동작은 목과 머리와 관련된 부위를 자극하여 목 질환 개선과 집중력 향상에 도움을 준다. 귀 잡아당기기는 아래, 옆, 위로 각각 당겨준다.

④ 귀 꾸기기

엄지와 검지를 이용하여 귀 위아래를 맞닿게 접고 펴는 동장을 반복한다. 이렇게 하면 척추와 어깨의 근육들을 이완시켜주고 혈액순환에 도움을 준다.

⑤ 귓바퀴 안쪽 누르기

귀 안쪽 오목한 곳을 손가락으로 꾹꾹 눌러준다. 이곳은 오장육부에 해당하는 위치이기 때문에 눌러주면 오장육부를 자극하게 되고, 신체 기관 강화와 면역력 향상에 도움이 된다.

⑥ 귀걸어 당기기

귀의 움푹 파인 공간에 손가락을 넣어 10회 정도 잡아당긴다. 응용하여 한 손을 머리 위로 넘겨 중지를 반대쪽 귀의 움푹 파인 공간에 걸고 위쪽으로 당겨줘도 좋다. 이때 나머지 손가락들로 귀 주변을 위쪽으로 당겨준다. 이 동작은 귀 주변의 넓은 부위의 혈액순환을 촉진한다.

이명난청 치료에 좋은 귀 마사지

① 측두근 마사지

측두근은 주로 편두통을 겪을 때 아픈 부위로 측두골 표면을 둘러싸고 있다. 아주 차가운 것을 먹었을 때 머리가 찡하고 아팠던 기억이 있을 텐데 바로 측두근 부위가 아픈 것이다. 손을 할퀼 때의 모양으로 만들어 귀를 손바닥의 중간에 위치하게 한 다음 측두골 부위와 귀 뒤쪽 목 부위를 강하게 누르듯이 지압한다.

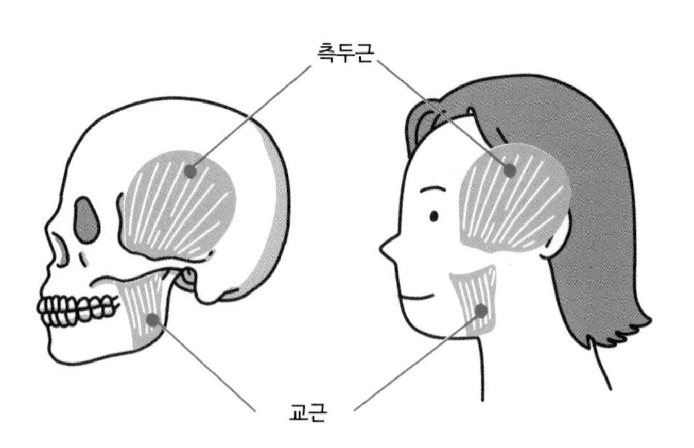

② 교근 마사지

교근은 무언가를 씹을 때 사용하는 근육이다. 스트레스를 장기간 받거나 무의식적으로 긴장할 때, 수면 중에 이를 가는 습관이 있는 사람의 교근은 굳어있다. 교근은 흉쇄유돌근과 마찬가지로 측두골의 호흡과 턱관절 운동에 영향을 미치므로 마사지로 풀어주는 게 좋다. 주먹을 쥐고 엄지손가락만 치켜올려 세운 후, 엄지손가락으로 이를 꽉 다물 때 딱딱해지는 턱 근육을 강하게 마사지한다.

③ 스팀타월 귀 마사지

스팀타월을 이용하여 귀를 마사지해주면 말초혈관이 확장되면서 혈액순환이 활발해진다. 스팀타월을 하면 귀 부위가 빨갛게 되는데 좋은 반응이다. 다만 너무 장시간 사용하면 저온화상과 외이도 염증을 유발할 수 있어서 1시간은 넘기지 않도록 주의한다.

이명난청 치료에 좋은 혈자리 마사지

이명난청 치료에 도움을 주는 혈자리를 마사지하면 증상 완화에 도움이 된다. 지압하는 방법은 혈자리들을 손가락 끝이나 손가락을 굽힌 뒤 관절 부분으로 지그시 누르고 천천히 마사지하듯 5~10분 문질러준다.

이명난청에 좋은 첫 번째 혈자리는 예풍혈이다. 예풍혈은 귀 바로 뒤쪽에 있다. 귓바퀴가 붙어 있는 부위에 뼈가 만져지는데 그 바로 앞이다. 중요한 뇌신경들과 혈관들이 지나기 때문에 이 부위 주변의 조직이 굳거나 유착되면 귀 건강과 얼굴 전체의 혈액순환에 매우 좋지 않다. 예풍혈은 박동성 이명 치료에 특히 중요한 혈자리다. 양쪽을 동시에 누르면 오르쪽 왼쪽 중 더 아픈 쪽이 있는데, 아픈 쪽을 집중적으로 마사지해주면 좋다.

두 번째는 청회혈이다. 귀 앞쪽의 볼록한 부분을 '이주'라고 하는데, 이주 바로 앞에 있는 혈자리이다. 입을 벌릴 때 턱관절이 앞으로 나가면서 쏙 들어가는 곳이 청회혈이다. 이 혈자리는 이명, 난청, 중이염 등 귀 질환 치료에 많이 쓰인다. 또한 위치적인 특성 때문에 하관혈과 함께 턱관절 질환에도 많이 응용한다. 특히 청회혈 같은 경우는 지압을 한 상태에서 입을 천천히 열었다 닫았다 반복해주는 것이 더욱 효과적이다.

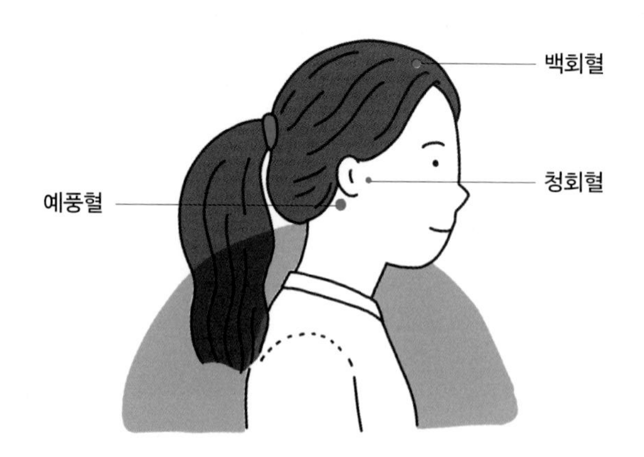

세 번째는 백회혈이다. 머리의 정수리 부분에 위치한 백회혈은 정신을 잃었을 때 구급혈로도 쓰인다. 또한 어지럼증, 신경성 두통, 편두통, 불면증, 우울증 등의 각종 신경정신과 질환과 중풍, 뇌출혈 등의 심혈관계 질환에 사용하는 혈자리이다. 만성적인 이명난청의 경우 두통과 불면 등의 질환을 동반하는 경우가 많기에 백회혈 또한 이명난청 치료에 자주 응용하는 중요한 혈자리 중 하나다.

Q&A

Q1. 소리재활치료와 이명재활훈련(TRT)와의 차이점은 무엇인가요?

소리재활치료는 하향역치(볼륨을 낮춰서 소리가 들리지 않는 지점)에서 치료를 하기 때문에 소음으로 인한 난청이 생기지 않습니다. 백색잡음을 통해 소음을 청취하는 치료는 이명보다 큰소리를 귀에 들려주어, 이명을 순간적으로 가리더라도 소음의 지속적인 자극으로 인한 청력 감퇴의 위험이 있을 수 있습니다.

Q2. 이명차폐요법(TM)과 잔여억제(RI, residual inhibition)란 무엇인가요?

차폐요법(TM)은 차폐기를 이용하여 외부에서 특정한 소리를 들려줌으로써 이명을 느끼지 못하도록 하는 치료법입니다. 특정한 소리를 듣고 난 이후에 이명이 완화되는 이명 차폐 효과는 차폐음을 중지한 후에도 일정 시간 지속됩니다. 이를 잔여억제 효과라고 하는데 짧게는 몇 분에서 몇 시간까지, 길게는 7일까지도 지속됩니다.

Q3. 항암 치료 후 이명이 생겼습니다. 암 환자인데 녹용을 먹어도 되나요?

『동의보감』에서 녹용은 양기의 상징으로서 다양한 허로질환에 처방되고 있습니다. 사슴뿔은 세상에서 가장 빨리 자라는 뼈조직 중 하나인데, 사슴의 암 발생률은 다른 포유류 대비 5분의 1수준입니다. 실험적으로도 암세포와 정상조직에 녹용 추출물을 모두 처리한 결과 일반적인 항암제는 모든 세포의 성장을 억제하는 것에 반해, 녹용 추출물은 종양세포의 증식을 억제하고 정상조직에는 영향을 주지 않는 것으로 밝혀졌습니다. 항암 치료 후 떨어진 체력을 보충하기 위해서라도 필요하니 안심하고 드시라고 권합니다. 자생력이 회복되었을 때, 좋은 치료 결과를 얻는 것은 당연한 일이니까요.

Q4. 활청환은 무엇인가요?

산화스트레스로부터 청각 유모세포를 보호해주는 영양제입니다. 오미자, 산수유, 구기자 등의 과실류 약재들로 구성된 활청환은 항산화 효과가 있습니다. 비타민을 포함한 항산화 작용이 강한 자연 성분들은 탕으로 끓였을 때보다 환으로 제작했을 때 효과가 더 좋고, 부담 없이 오래 복용할 수 있어 편리합니다. 활청환은 본원 치료 후 졸업한 환자의 관리보조제로 사용되며, 내원치료가 필요하지 않은 경미한 단계의 이명 치료, 그리고 예방 목적으로 복용하는 것을 권장합니다.

평생 쓸 귀를 위한 통합의학 치료가이드

이명난청 완치설명서

1판 1쇄 | 2023년 9월 1일
1판 4쇄 | 2024년 8월 12일

지은이 | 민예은
펴낸이 | 박상란
펴낸곳 | 피톤치드

디자인 | 김다은 교정 | 강지희
경영·마케팅 | 박병기
출판등록 | 제 387-2013-000029호
등록번호 | 130-92-85998
주소 | 경기도 부천시 길주로 262 이안더클래식 133호
전화 | 070-7362-3488
팩스 | 0303-3449-0319
이메일 | phytonbook@naver.com

ISBN | 979-11-92549-17-0(03510)